超声扫查技术丛书

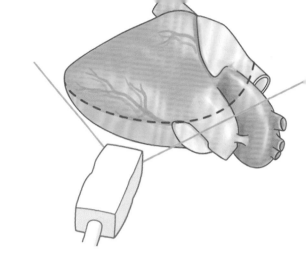

超声解剖及
扫查技巧图解

〔日〕種村正　主编

孙心平　译

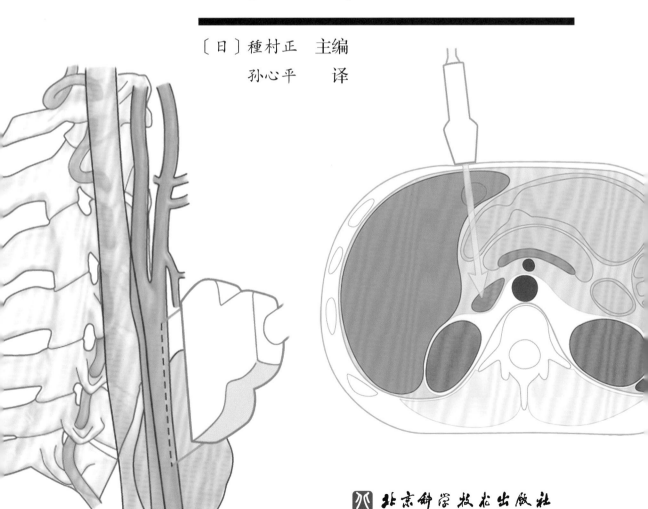

北京科学技术出版社

Authorized translation from the Japanese language edition,entitled
解剖と正常像がわかる! エコーの撮り方 完全マスター

ISBN:978-4-260-02018-3
編集：種村正

Published by IGAKU-SHOIN LTD., TOKYO Copyright ©2014
ALL Rights Reserved. No part of this book may be reproduced or transmitted in any form or by any means, electronic or mechanical, including photocopying, recording or by any information storage retrieval system, without permission from IGAKU-SHOIN LTD.
Simplified Chinese Characters edition published by Beijing Science and Technology Publishing Co.,Ltd., Copyright © 2019

著作权合同登记号：图字01-2017-1579号

图书在版编目（CIP）数据

超声解剖及扫查技巧图解 / (日) 種村正主编；孙心平译. — 北京：北京科学技术出版社，2019.10（2024.8重印）

ISBN 978-7-5714-0253-2

Ⅰ.①超… Ⅱ.①種… ②孙… Ⅲ.①超声应用—人体解剖学—图谱 Ⅳ.①R322-64

中国版本图书馆CIP数据核字(2019)第066885号

责任编辑： 尤玉琢 宋 玥
责任校对： 贾 荣
责任印制： 吕 越
封面设计： 申 彪
出 版 人： 曾庆宇
出版发行： 北京科学技术出版社
社 址： 北京西直门南大街16号
邮政编码： 100035
电话传真： 0086 – 10 – 66135495（总编室） 0086 – 10 – 66113227（发行部）
网 址： www.bkydw.cn
印 刷： 北京宝隆世纪印刷有限公司
开 本： 787 mm × 1092 mm 1/16
字 数： 350千字
印 张： 18.25
版 次： 2019年10月第1版
印 次： 2024年8月第10次印刷
ISBN 978 – 7 – 5714 – 0253 – 2

定 价：180.00元

原著编者

（按章节顺序）

種村　　正　　公益财团法人，心脏血管研究所附属医院临床检查室

丸山　憲一　　东邦大学医疗中心大森医院临床生理功能检查部

工藤　岳秀　　东邦大学医疗中心大森医院临床生理功能检查部

三塚　幸夫　　东邦大学医疗中心大森医院临床生理功能检查部

八鍬　恒芳　　东邦大学医疗中心大森医院临床生理功能检查部

浅野　幸宏　　成田红十字医院检查部生理检查科

長谷川雄一　　成田红十字医院检查部生理检查科

岡庭　裕贵　　群马县立心脏血管中心技术部

小谷　敦志　　近畿大学医学部奈良医院临床检查部

武山　　茂　　日本国立医院机构东京医疗中心临床检查科生理检查室

石崎　一穂　　三井纪念医院临床检查部

插　　图

阿久津裕彦　　东京艺术大学美术学部兼职教师，武藏野大学护理学部兼职教师，顺天堂大学医学部兼职教师

译者前言

非常有幸能翻译由種村正先生主编的《超声解剖及扫查技巧图解》一书。翻译完成之后我感到受益匪浅，虽然从事超声检查工作多年，但是我第一次看到写得这么好的书。

在带教过程中我感到，对刚刚从事超声检查的初学者来说，最大的难点就是不能理解超声解剖，不理解超声波声束的方向与角度，不理解超声断面图像与正常解剖图像之间的关系，不知道该如何握持探头、如何将探头放置在身体的特定部位、如何移动和旋转探头等，而本书给出了最好的答案。本书最大的优点是注重基础，将模式图、解剖图、超声波声束方向图及扫查方式、超声图像放在一起对照观察，一目了然，非常便于理解和掌握。对从事超声检查的初学者来说，本书将非常有帮助，按照本书的模式进行学习，很快就可以掌握超声的扫查方法及对正常超声图像和异常图像的识别。"万丈高楼平地起"，相信对超声基础知识的掌握肯定会对以后的快速进步起到重要的帮助作用。

本书内容非常全面、丰富，包括了最基本的对超声设备的调节，回答了许多初学者困惑的问题；专业领域涉及肝、胆、胰、脾、泌尿系统、妇科、心脏、胃肠道、颈动脉、腹主动脉、下肢动脉与静脉，以及乳腺、甲状腺、甲状旁腺等浅表器官及运动系统等。本书对各个脏器的扫查方法都进行了详细介绍，注重断层解剖与超声图像的对照；对各个系统常见的异常病变，分析从图像中可以看到什么以及图像之外的相关知识，并对每个病例进行总结，对要点进行单独提示，条理清晰，简单易懂。如果能掌握这本书的全部内容，不仅可以对被检查脏器进行正确扫查，不遗漏病变，还可以对病变进行准确描述，写出合格的超声报告。如果能按本书的要求去做，一定能规范操作，为以后的超声工作打下坚实的基础。

本书内容虽好，但因本人能力有限，可能有一些内容翻译得不够确切与准确，建议有能力的同仁适当参考日文原著。如果发现有不妥之处，敬请指正，再版或重印时将予以修改，这也是对广大读者负责。

孙心平

清华大学附属垂杨柳医院超声科

原著前言

2013 年的增刊《检查与技术》是以"一看就明白，读起来更明白"为理念制作的，现在为了进一步提升其内涵而做成了单行本。

本书介绍了超声的扫查方法，并满足了读者们"如果有典型病例的话就更好了"的需求，是一本超声检查的入门书。

现在，各个专科的超声检查的教材有很多种，内容从基础知识到最新的见解，读者们都可以自由地选择学习。但是，所有的专科都没有涉及超声扫查方面的内容。如果要开始学习多个专科的知识，则需要多本教材。分配给超声室仅用于进行心脏超声或腹部超声的设备一般很少，所以应该有很多人必须要学习各个专科的超声检查相关知识。写这本书就是为了满足这种需求。

对从事超声检查的初学者来说，首先需要达到的目标是可以完成检查。为此，本书从探头的握持方法、设备的操作方法、解剖学知识开始依次进行讲解，读者需要一边练习扫查方法，熟悉正常图像、代表性断面的显示方法，一边记忆。初学者会觉得超声检查很难，尤其很难理解超声波下的解剖，所以不知道该如何移动探头。因此，将超声图像、示意图、解剖图、被检者的照片放在一起，对于"超声波声束从哪里进入，如何贯穿脏器，超声表现是怎样的"的问题，读者们一看就会明白。本书中所阐述的异常图像来自日常检查中容易遇到的典型病例。初学者在遇到这些疾病时，会很容易地掌握如何诊断、捕捉超声所见的要点及如何书写超声检查报告。

像笔者这样的超声检查工作者也是从记住扫查方式开始的。这是每个人都必须经历的过程，是千里之行的第一步。要想成为一名知名的超声专家，必须经历很多病例，掌握大量的技术和知识。能不能做好这件事就看你了。如果本书能对打好超声检查的基础提供一点帮助的话，笔者会感到非常高兴。

種村正

公益财团法人，心脏血管研究所附属医院临床检查室

目　　录

第四章 消化道

浅野幸宏，長谷川雄一

第五章　心脏（断层法和 M 型法）

第六章 心脏（多普勒法）

種村正

第七章 血管（颈部动脉、肾动脉）

小谷敦志

第八章 血管（腹主动脉、下肢动脉和下肢静脉）

八锹恒芳

第九章 浅表脏器（乳腺、甲状腺、甲状旁腺和唾液腺）

武山茂

第十章　运动系统

石崎一穗

第一章

【总论】
设备的操作方法和
探头的握持方法等

種村正

"千里之行，始于足下。"

超声检查的基础是断层解剖，所以必须显示出断面图像。为了达到此目的，应识别并记住正常的断面，并且必须亲身去体验如何通过探头的移动来获得这些断面图像。下面就开始讲解对初学者来说要注意的基本事项。

探头的种类与用途（表1-1）

- 探头可以发射并接收超声波。
- 探头由检查者手持，与患者的皮肤直接接触。
- 与身体表面相接触而进行检查的探头有相控阵、凸阵、线阵三种类型。
- 同一个探头可以改变发射频率的情况很多。
- 对超声波通过困难、显示也困难的患者或深部组织，使用低频探头。
- 对超声波通过容易、显示也容易的患者或浅部组织，使用高频探头。
- 因探头不能耐受剧烈撞击，所以注意不要碰击探头，也不要把探头摔到地上。

表1-1　探头的种类与用途

种类	图片	声束形式	用途
相控阵型			心脏超声检查（心脏、胸部大动脉） 经颅超声检查（颅内血管）
凸阵型			腹部超声检查（肝、胆囊、胰腺、脾、肾） 腹部血管（腹主动脉、下腔静脉、肾动脉） 盆腔脏器（膀胱、前列腺、子宫、卵巢） 消化道（食管、胃、小肠、结直肠、回盲部） 下肢静脉（比目鱼肌静脉、胫后静脉、腓静脉）
线阵型			浅表脏器（乳腺、甲状腺、淋巴结、唾液腺） 血管（颈动脉、上肢动脉、下肢动脉、下肢静脉） 矫形外科领域（腕关节、肘关节、肩关节、 膝关节、踝关节）

握持探头的方法（图1-1）

- 用拇指、食指、中指握持相控阵型探头。
- 凸阵型与线阵型探头可以用5个手指握持，也可以用拇指、食指、中指握持。
- 为了不让电缆线影响操作，要把电缆线放在手背的外侧。
- 握持探头的肩部，用手腕接触患者以保持稳定。
- 用手腕的运动移动探头。

要点提示

- 需要用力按压时，手腕要抬起来。
- 关于探头的握持方法，并没有强行规定，应以探头移动方便并且不感觉到疲惫为目的。

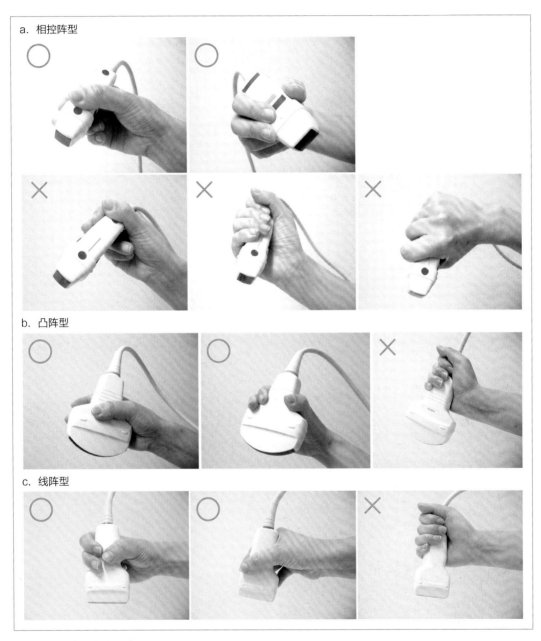

a. 相控阵型

b. 凸阵型

c. 线阵型

图1-1　握持探头的方法

断面图像的调节

1　显示器画面的调节（图1-2）

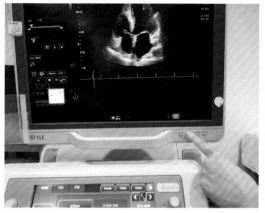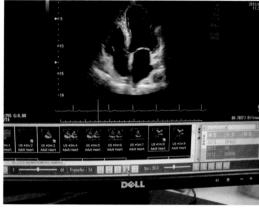

图1-2　显示器画面的调节

- 为了使画面显示得更清楚，房间的照明应以稍暗为宜。
- 为了使灯光等不影响图像质量，要正面面对显示器。
- 调整显示器的亮度与对比度，使图像达到最理想的状态。
- 热敏打印、录像、文件记录系统的图像要与显示器一样，进行亮度等的调节。

要点提示

- 对于液晶显示器，房间的照明没有必要过暗。

2　增益的调节（图1-3）

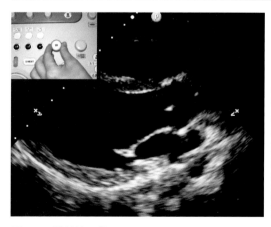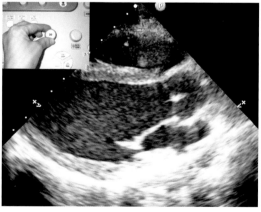

　图1-3　增益的调节

- 调节的是反射波的强度。
- 向右旋转，整个画面变得明亮；向左旋转，画面变暗。
- 增益过低，有回声的部位也会显示为无回声。
- 增益过高，背景噪声出现发白。

要点提示

- 增益适当的断面图像不会出现白色的噪声。

3 灵敏度时间控制（STC）的调节（图1-4）

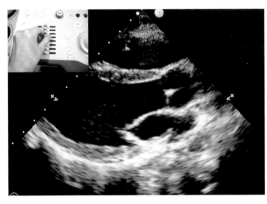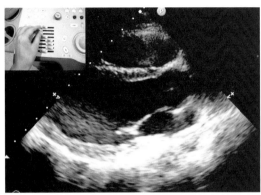

图1-4 灵敏度时间控制的调节

- 调节探头远场广泛区域内的幅度值。
- 随着深度的增加，衰减明显，反射波能量减小，所以用这种调节进行修正。
- 有的设备上也将灵敏度时间控制（sensitivity time control，STC）称为时间增益控制（time gain control，TGC）。
- 向右侧移动，对应的部位变明亮；向左移动则变暗。
- 整个移动，全部画面都变明亮。

要点提示

- 最好首先调节增益，其次调节STC。

4 聚焦的调节（图1-5）

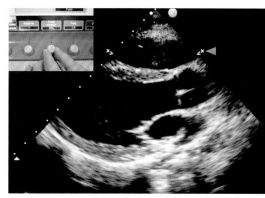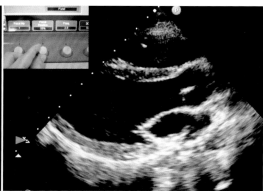

图1-5 聚焦的调节

- 调节超声波声束聚点的距离。
- 调整聚焦点的位置会改变不同深度上图像的清晰度。
- 把聚焦调节到被观察的对象及结构上，达到清楚显示的目的。
- 可以设置一个焦点，也可以设置多个焦点。但是，增加焦点数目后，图像的帧频会变慢。

5 观察深度的调节（图1-6）

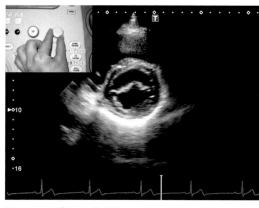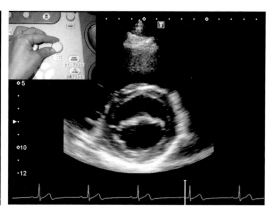

图1-6 观察深度的调节

- 调节的是断面图像的显示深度。
- 需要观察的图像显示不完全时，要增加观察深度。
- 相反，当显示图像过小时，适度调节大小。
- 心脏超声检查时，通常设置的深度为15cm左右。

彩色多普勒图像的调节

1 彩色增益的调节（图1-7）

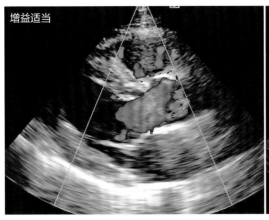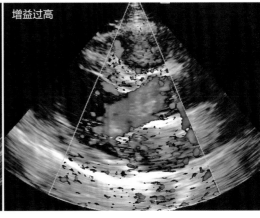

增益适当　　　　　　　　　　　　　　增益过高

图1-7　彩色增益的调节

- 彩色增益过高，就会出现彩色噪声。
- 这时慢慢地降低彩色增益，彩色噪声消失时，彩色增益是合适的。

要点提示

- 随着断面发生改变，这种调节随时都要进行。

重　点

- 二维图像增益过高，彩色多普勒图像的颜色会变差。

2 彩色取样框的调节（图1-8）

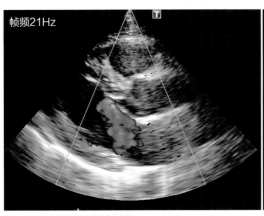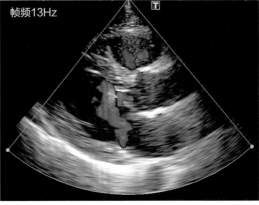

帧频21Hz　　　　　　　　　　　　　帧频13Hz

图1-8　彩色取样框的调节

- 将彩色取样框放在画面中央，或放在想观察的区域。
- 彩色取样框越大，深度越深，获得的血流信息就越多。
- 但是，彩色取样框过大会造成帧频下降，实时性下降。
- 心脏超声检查中，调节彩色取样框时要保证帧频在15Hz以上。

要点提示

- 帧频是指动画在1秒内所包含的静止图像的帧数。帧频越高，动画就越流畅。

重　点

- 彩色多普勒法的断面图像画质劣化的原因是帧频下降。
- 断层法和彩色多普勒法需要分别做彩色取样框的调节。

3　流速标尺的调节（图1-9）

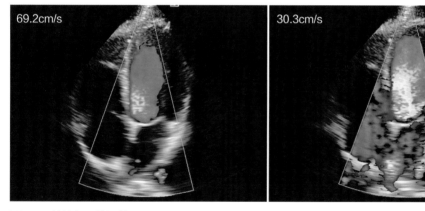

69.2cm/s　　　　　30.3cm/s

图1-9　流速标尺的调节

- 进行程序检查时，使流速标尺在最大速度附近保持恒定。
- 要显示肺静脉血流等低速血流时，要将流速标尺下调。不要忘记复原。

要点提示

- 下调流速标尺，使低速血流显示良好。
- 另一方面，超过流速范围的血流折回而显示相反的颜色（称为彩色混叠）。

第二章

肝、胆、胰、脾

丸山宪一，工藤岳秀

与 CT、MRI 不同，超声检查经常被误认为是缺乏客观性的检查，检查者的知识水平和能力对检查结果有较大的影响，这与 CT、MRI 医生仅通过看图像来做出诊断完全不一样。超声检查者与患者直接接触，探头可以接触到疼痛的部位，结合实时动态的图像，检查者边考虑，边进行诊断。超声检查目前已成为临床工作中不可缺少的检查手段之一，并且无放射性、安全、便捷。为了能很好地显示出断面图像，有必要花时间去进行练习。在这一章，为了使读者尽快掌握有关内容，尽量多地使用超声解剖与断面图像，对检查的基本断面进行说明。

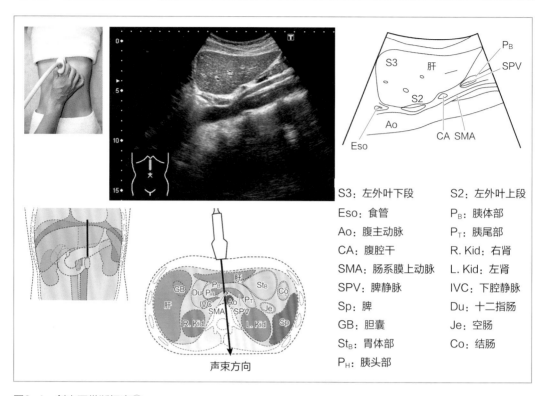

S3：左外叶下段　　　　　S2：左外叶上段

Eso：食管　　　　　　　P_B：胰体部

Ao：腹主动脉　　　　　　P_T：胰尾部

CA：腹腔干　　　　　　　R. Kid：右肾

SMA：肠系膜上动脉　　　L. Kid：左肾

SPV：脾静脉　　　　　　IVC：下腔静脉

Sp：脾　　　　　　　　　Du：十二指肠

GB：胆囊　　　　　　　　Je：空肠

St_B：胃体部　　　　　　Co：结肠

P_H：胰头部

图2-1　剑突下纵断扫查①

① 探头纵行放在剑突下的稍左侧，吸气时显示出腹主动脉（图2-1），在腹主动脉的腹侧可显示出肝左外叶，此时将探头从左向右连续扫查，可以显示被认为是死角的左外叶上段（S2），还应显示出心脏。

② 探头在剑突下从左向右连续扫查时，可显示出位置较深的尾状叶（图2-2a）、左内叶的一部分，并可扫查到肝左内叶区域及下腔静脉（图2-2b）。

要点提示

- 这种扫查方式适合显示肝左叶的形态，尤其是表面的凹凸不平、角度变钝、尾状叶肿大等。用手压迫肝，观察变形的程度（图2-3）。在已发生肝硬化的患者中观察不到这种变形。

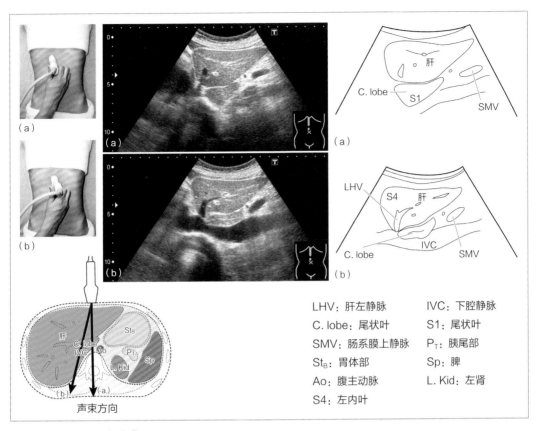

LHV：肝左静脉　　　IVC：下腔静脉
C. lobe：尾状叶　　　S1：尾状叶
SMV：肠系膜上静脉　P_T：胰尾部
St_B：胃体部　　　　Sp：脾
Ao：腹主动脉　　　　L. Kid：左肾
S4：左内叶

图2-2　剑突下纵断扫查②

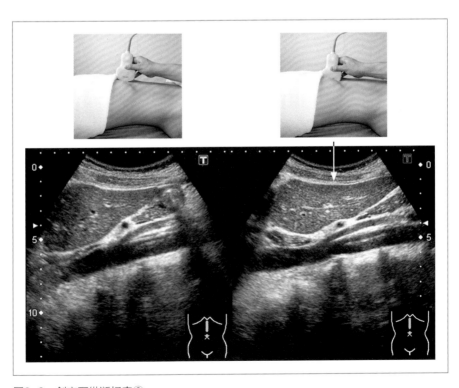

图2-3　剑突下纵断扫查③

2.1 剑突下横断扫查（对肝和肝门静脉的观察，图2-4~2-6）

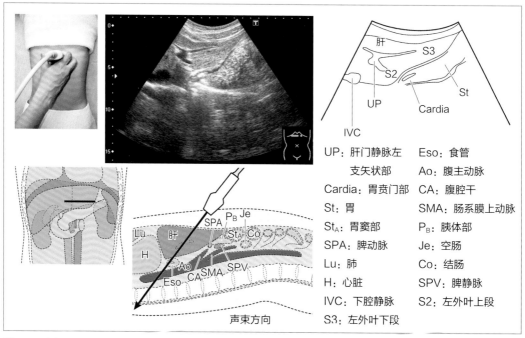

图2-4 剑突下横断扫查①

① 探头在剑突下横向放置，在吸气时以肝左叶外侧为中心，自上而下进行连续扫查（图2-4）。

② 然后将探头平放，向前上方倾斜扫查，可显示出肝左叶与外侧的上缘以及心脏（图2-5a），逐渐显示出肝左静脉（图2-5b）、肝门静脉左支矢状部、与矢状部相连的左叶外侧支与内侧支（图2-6a）。

③ 在完成上述扫查之后，将探头慢慢直立，大致与腹壁垂直，向足侧滑动，对肝左叶进行平行扫查（图2-6b）。

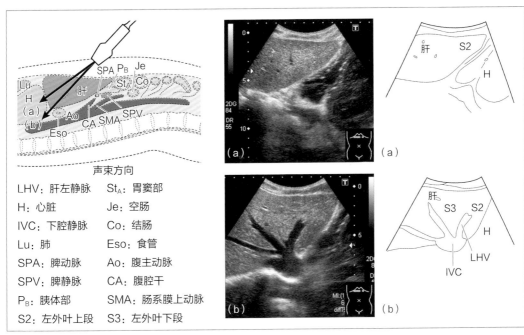

声束方向

LHV：肝左静脉　　St_A：胃窦部

H：心脏　　　　　Je：空肠

IVC：下腔静脉　　Co：结肠

Lu：肺　　　　　Eso：食管

SPA：脾动脉　　　Ao：腹主动脉

SPV：脾静脉　　　CA：腹腔干

P_B：胰体部　　　SMA：肠系膜上动脉

S2：左外叶上段　　S3：左外叶下段

图2-5　剑突下横断扫查②

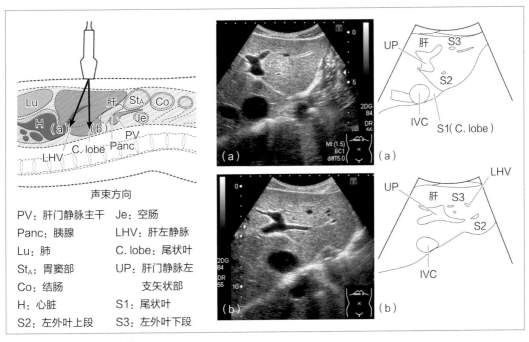

声束方向

PV：肝门静脉主干　　Je：空肠

Panc：胰腺　　　　　LHV：肝左静脉

Lu：肺　　　　　　　C. lobe：尾状叶

St_A：胃窦部　　　　UP：肝门静脉左

Co：结肠　　　　　　　　支矢状部

H：心脏　　　　　　　S1：尾状叶

S2：左外叶上段　　　S3：左外叶下段

图2-6　剑突下横断扫查③

从剑突下横断扫查到左肋弓下扫查的灵活应用（图2-7）

为了显示肝左叶的外侧上缘，将探头放置在左肋弓下，吸气时探头尽量向上方倾斜，显示肝左叶上缘。一边将探头慢慢直立，一边观察，在向足侧倾斜的过程中，可显示胃的贲门部及穹隆部。在对过瘦的患者进行这种扫查时，探头在剑突下横断扫查的过程中，会被两肋弓架起呈悬空状，此时将探头放在左肋弓下对肝右叶进行扫查，非常有效。

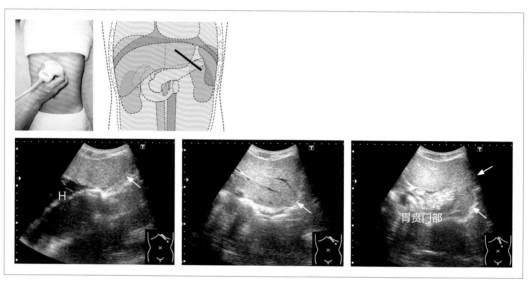

图2-7　剑突下横断（至左肋弓下）扫查④

H—心脏；→—肝脏左叶

2.2　剑突下横断扫查（对胰腺的观察）

从纵行扫查显示胰体部的位置将探头逆时针旋转90°，就可显示出胰腺的长轴图像（图2-8a），此时可对胰腺进行摆动和平行扫查（图2-8b）。虽然脾静脉是观察胰腺长轴断面的基准，但是能显示脾静脉的部位，不一定都能显示出胰腺的全部，要仔细观察在脾静脉前后有无胰腺组织。另外，虽然是在剑突下横断扫查来显示胰腺长轴断面，但是要使探头稍微斜向左上方。

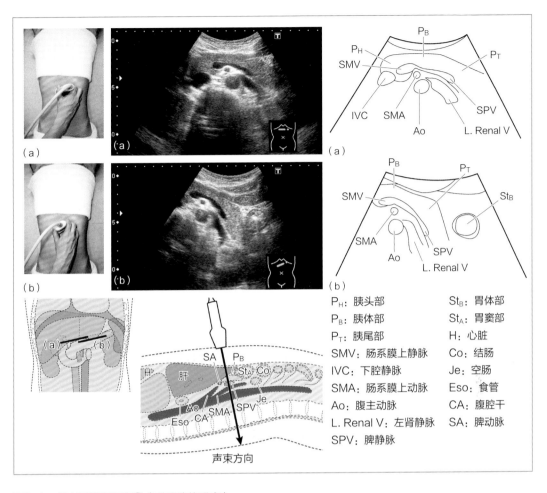

PH: 胰头部　　　　　StB: 胃体部
PB: 胰体部　　　　　StA: 胃窦部
PT: 胰尾部　　　　　H: 心脏
SMV: 肠系膜上静脉　Co: 结肠
IVC: 下腔静脉　　　 Je: 空肠
SMA: 肠系膜上动脉　Eso: 食管
Ao: 腹主动脉　　　 CA: 腹腔干
L. Renal V: 左肾静脉　SA: 脾动脉
SPV: 脾静脉

图2-8　剑突下横断扫查⑤（对胰腺的观察）

要点提示

（1）观察胰腺的注意事项（图2-9）

因消化道内气体的干扰而显示困难时，可以采取变换体位（坐位或右侧卧位）、饮水法（胃充盈法）进行观察。为了减少消化道气体对观察胰腺的影响，压迫扫查已成为基本的扫查方式，但是对于过瘦的患者，压迫扫查反而会造成胰腺、血管显示不清，这方面需要注意。

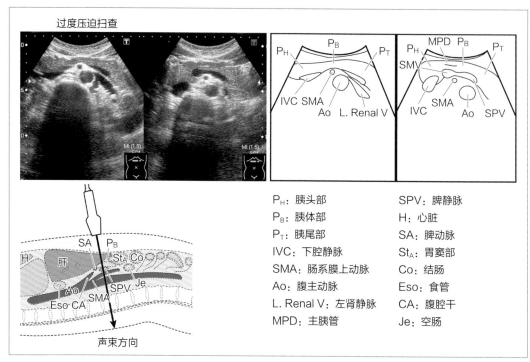

图2-9　剑突下横断扫查⑥

（2）不受消化道影响的胰腺观察方法（图2-10）

胰腺前方有胃及消化道覆盖，消化道的内容物及气体会影响对胰腺的观察。为了消除这种影响，最有效的办法是饮用脱气水，但是有时受到其他因素影响，患者不能饮水。

这时可以试试另外一种方法，利用肝作为透声窗。剑突下横断扫查时，探头从头侧以向下俯瞰的方式扫查（图2-10a），利用肝作为透声窗对胰腺进行观察。如果这种扫查法可以确认胰腺的头部，那么就以此为支点（图2-10b～c），完成对胰腺的全部观察。另外，呼吸也不单是深吸气，也可以保持轻轻地吸气和呼气状态，经常是一边寻找显示最好的图像，一边进行检查。

通过控制呼吸仍不能得到较好的视野时，嘱患者屏气并使下腹部膨隆，做这个动作可使肠管以较快的速度向下移动，而胰腺移动幅度较小，这样可以获得较好的视野。如果遇到肝萎缩或胃术后的患者，探头可从足侧向上逆向扫查（图2-10d），来观察胰腺。

（3）对胰头部（钩突部）的观察（图2-11）

剑突下横断扫查对胰腺长轴进行观察，这是日常工作中经常要做的，但是也不能忽略纵断扫查对胰腺的观察，特别是对胰头部位的观察，纵断扫查必不可少。这种扫查可很好地显示胰头部头侧及足侧的组织结构，下腔静脉与肠系膜上静脉之间（图2-11右下图中虚线所包围的部分）的钩突部也可以很好地显示。如果条件较好的话，还可以显示十二指肠降部、胆总管开口处，对于梗阻性黄疸的患者，这种扫查方法是必需的。

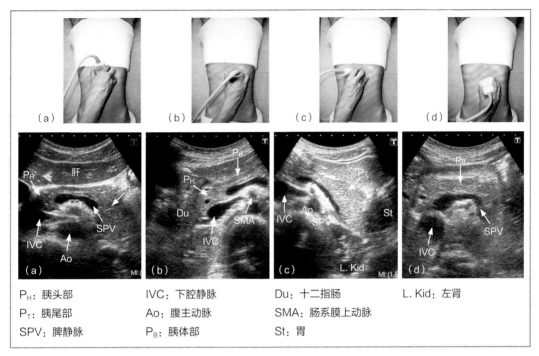

P_H：胰头部　　　　IVC：下腔静脉　　　　Du：十二指肠　　　　L. Kid：左肾

P_T：胰尾部　　　　Ao：腹主动脉　　　　SMA：肠系膜上动脉

SPV：脾静脉　　　　P_B：胰体部　　　　St：胃

图2-10　剑突下横断扫查⑦

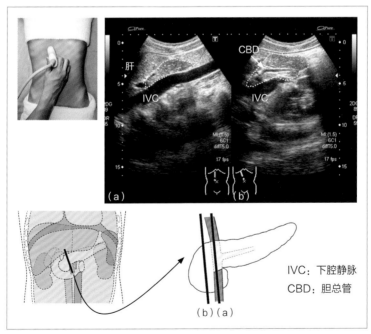

IVC：下腔静脉

CBD：胆总管

图2-11　胰腺的观察方法

3 右肋弓下扫查（图2-12~2-15）

① 探头沿右肋弓下缘放置，吸气时显示出肝右叶，此时对肝右叶进行摆动及平行扫查（图2-12，基本断面）。

② 从基本断面开始，探头尽量放平朝向右上方，对肝右叶进行观察（图2-13a）。然后将探头慢慢直立，连续对肝右叶进行观察（图2-13b）。这时重点对右叶的外侧缘

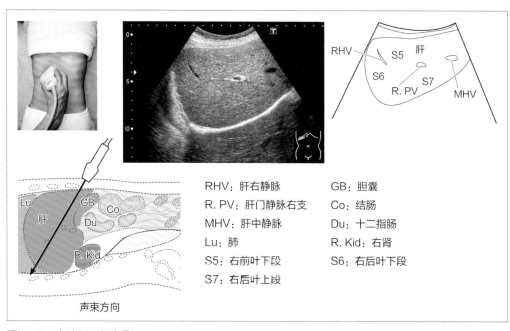

RHV：肝右静脉   GB：胆囊
R. PV：肝门静脉右支   Co：结肠
MHV：肝中静脉   Du：十二指肠
Lu：肺   R. Kid：右肾
S5：右前叶下段   S6：右后叶下段
S7：右后叶上段

声束方向

图2-12　右肋弓下扫查①

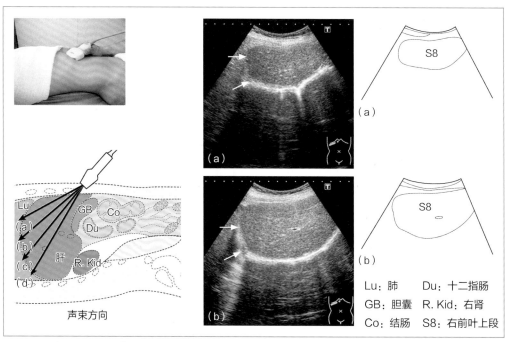

Lu：肺   Du：十二指肠
GB：胆囊   R. Kid：右肾
Co：结肠   S8：右前叶上段

声束方向

图2-13　右肋弓下扫查②

（箭头所指部分）进行扫查，这一点非常重要。

③ 从右叶顶部观察断面（图2-13）开始，稍微直立探头就可显示肝右静脉和肝中静脉（图2-14c），这个过程中还可显示肝门静脉右前支和肝门静脉右后支，以及水平部（图2-14d）。

④ 探头进一步直立的过程中，无论是摆动扫查还是平行扫查，可依次显示胆囊、右肾（图2-15e，2-15f）。

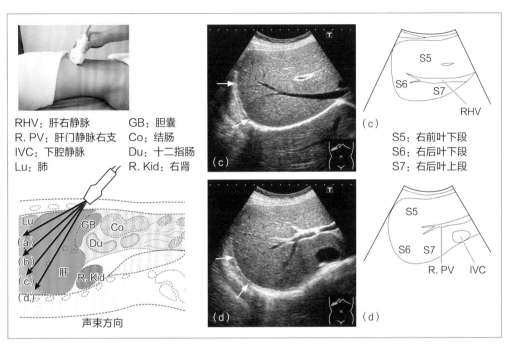

RHV：肝右静脉　　GB：胆囊
R. PV：肝门静脉右支　Co：结肠
IVC：下腔静脉　　　Du：十二指肠
Lu：肺　　　　　　R. Kid：右肾

声束方向

S5：右前叶下段
S6：右后叶下段
S7：右后叶上段

图2-14　右肋弓下扫查③

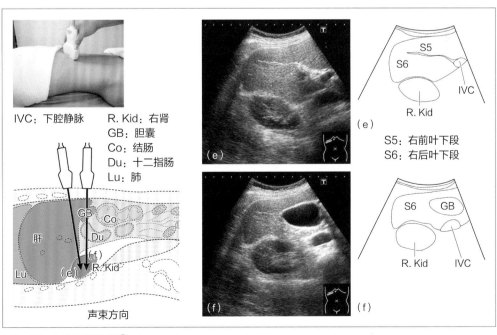

IVC：下腔静脉　　R. Kid：右肾
　　　　　　　　GB：胆囊
　　　　　　　　Co：结肠
　　　　　　　　Du：十二指肠
　　　　　　　　Lu：肺

声束方向

S5：右前叶下段
S6：右后叶下段

图2-15　右肋弓下扫查④

- 在对肝进行超声检查的过程中，对容易被忽略的部位进行扫查是非常有必要的。图2-16中显示了容易出现漏扫的部位，特别是肝右叶的头侧不容易扫查，最容易成为死角，右叶外侧缘也一样。这里仅仅说的是从肋弓下进行扫查，还要结合后面提到的肋间扫查或变换体位（比如左侧卧位等），探头边移动边扫查。

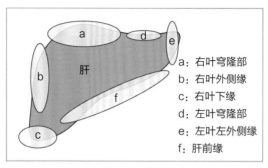

a：右叶穹隆部
b：右叶外侧缘
c：右叶下缘
d：左叶穹隆部
e：左叶左外侧缘
f：肝前缘

图2-16　肝容易被漏扫的部位

要点提示

（1）探头的握持方法（图2-17）

对右叶及左叶顶部观察时，探头要尽量放平，大多数人认为应该按图2-17a的方法握持探头。这种握持方法存在一定的问题，检查者的手位于探头与被检者之间，检查者的手影响了探头的平行放置。这时笔者是按图2-17b的方式握持探头，探头放到肋弓下，很容易显示出肝的顶部。

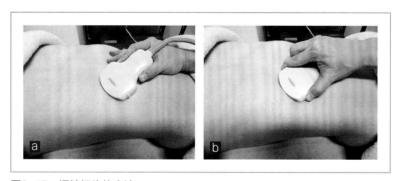

图2-17　握持探头的方法

（2）肝的测量方法（图2-18～2-21）

有关肝的测量方法有各种各样的报道，应从中选择有代表性的测量方法。这些测量方法各有所长，有的测量困难，有的缺乏重复性，所以应根据实际情况将这些方法组合起来灵活应用。在笔者的单位，对肝左叶的测量采取图2-18中的测量方法和图2-21中的测量方法，对肝右叶的测量采取图2-21中的测量方法。

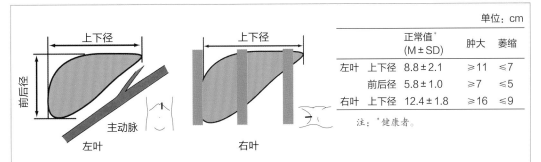

| | | 正常值[*](M±SD) | 肿大 | 萎缩 |

単位：cm

		正常值*(M±SD)	肿大	萎缩
左叶	上下径	8.8±2.1	≥11	≤7
	前后径	5.8±1.0	≥7	≤5
右叶	上下径	12.4±1.8	≥16	≤9

注：*健康者。

【大藤评价法】

最常用的测量方法之一，对左、右叶分别测量大小。左叶的测量选择深吸气时，包含腹主动脉的矢状断面进行测量。右叶在最大显示时用右胸壁腋中线附近的冠状面图像进行测量。但是，由于它们的偏差很大，个体间的比较通常很困难。

大藤正雄（编）：消化器超音波诊断学. 医学书院，p43，1985

图2-18　肝的测量方法①

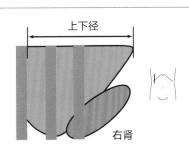

【Gosink评价法】

在仰卧位或左侧卧位时右锁骨中线上的纵断面测量肝右叶上下径。13cm 以下为正常，15.5cm 以上提示肿大。由于肺、肋骨的影响，肝的图像经常显示不清，有时不能显示肝的全貌，因此该方法存在的问题比较多。

（引自：Gosink BB, Leymaster CE：Ultrasonic determination of hepatomegaly. J Clin Ultrasound, 1981, 9:37−41. ）

图2-19　肝的测量方法②

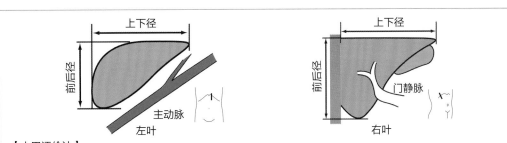

【山田评价法】

肝左叶的测量方法与大藤评价法相同，被检者取仰卧位，选择包含肝左叶与腹主动脉的矢状断面，测量上下径与前后径。测量肝右叶时，取右侧卧位，探头在右肋间沿右侧腋前线扫查，在包含肝门静脉的断面上进行上下径与前后径的测量。肝脏指数(liver index，LI)=左叶上下径×前后径/右叶上下径×前后径，再结合性别、年龄、体格等因素的影响，正常者LI为0.45，肝硬化者为0.65以上。

图2-20　肝的测量方法③

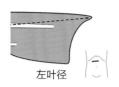
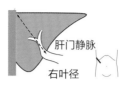

		单位：mm
	健康者	肝硬化
左叶径	81.4 ± 8.4	98.5 ± 13.4
右叶径	84.9 ± 4.7	74.0 ± 12.6
LI	0.96 ± 0.07	1.35 ± 0.21

左叶径　　　　　　右叶径　　肝门静脉

【羽岛评价法】

测量肝左叶径时，在剑突下横切，同时显示肝门静脉左支脐静脉部与外侧左支（P3），在这个断面上，测量从脐静脉的中心到肝左叶最外侧缘的距离。测量肝右叶径时，沿右肋间扫查，显示肝门静脉右支及其两个分支，并尽可能显示肝的全部，测量从门脉右支与肝下缘交叉点到其至肝表面的延长线的距离。肝脏指数(LI)=左叶径/右叶径。

图2-21　肝的测量方法④

（3）探头扫查的技巧（图2-22，2-23）

说到探头扫查的技巧，特别推荐图2-22中所示的扫查方法。扇形摆动扫查是最重要的扫查方式之一，如图2-23所示，尽量选择一个起点（超声波声束入射部位），倾斜探头进行扇形摆动扫查。除了倾斜探头外，还要前后、左右平行扫查，作为标准断面，也可应用探头的旋转扫查方法。综合这些扫查方法，结合被检者的呼吸配合，一边加压，一边仔细观察。

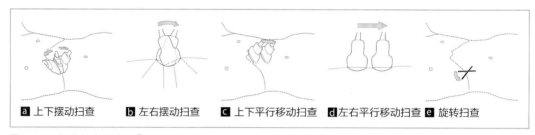

a 上下摆动扫查　　**b** 左右摆动扫查　　**c** 上下平行移动扫查　**d** 左右平行移动扫查　**e** 旋转扫查

图2-22　探头扫查的技巧①

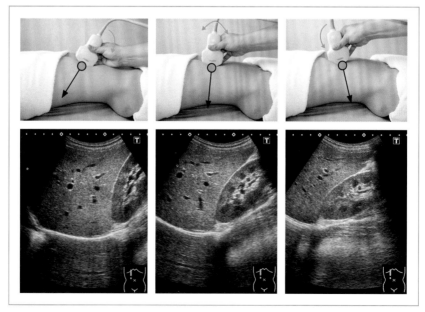

图2-23　探头扫查的技巧②

4 右肋弓下至季肋部横断扫查（以胆囊为观察中心）（图2-24）

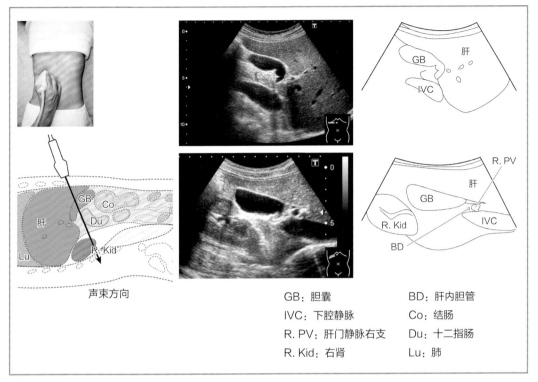

GB：胆囊   BD：肝内胆管

IVC：下腔静脉   Co：结肠

R. PV：肝门静脉右支 Du：十二指肠

R. Kid：右肾   Lu：肺

图2-24 右肋弓下至季肋部横断扫查（对胆囊的观察）

　　将探头横置于右季肋部，显示出胆囊的短轴断面，应用扇形摆动扫查及平行扫查的方法尽量对胆囊全面扫查。胆囊显示困难时，可采取左侧卧位。记录的图像以显示胆囊最大径为宜。

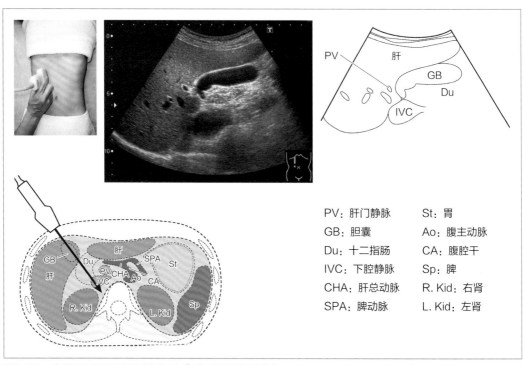

图2-25　右肋弓下至季肋部纵断扫查①（对胆囊的观察）

PV：肝门静脉　　　St：胃
GB：胆囊　　　　　Ao：腹主动脉
Du：十二指肠　　　CA：腹腔干
IVC：下腔静脉　　　Sp：脾
CHA：肝总动脉　　　R. Kid：右肾
SPA：脾动脉　　　　L. Kid：左肾

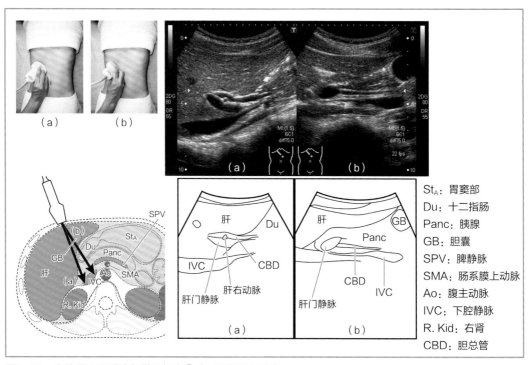

图2-26　右肋弓下至季肋部纵断扫查②（对胆管的观察）

St_A：胃窦部
Du：十二指肠
Panc：胰腺
GB：胆囊
SPV：脾静脉
SMA：肠系膜上动脉
Ao：腹主动脉
IVC：下腔静脉
R. Kid：右肾
CBD：胆总管

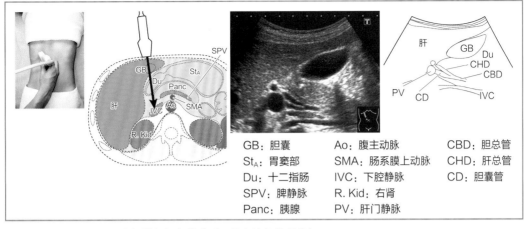

GB：胆囊	Ao：腹主动脉	CBD：胆总管
St_A：胃窦部	SMA：肠系膜上动脉	CHD：肝总管
Du：十二指肠	IVC：下腔静脉	CD：胆囊管
SPV：脾静脉	R. Kid：右肾	
Panc：胰腺	PV：肝门静脉	

图2-27　右肋弓下至季肋部纵断扫查③（对三管合流部的观察）

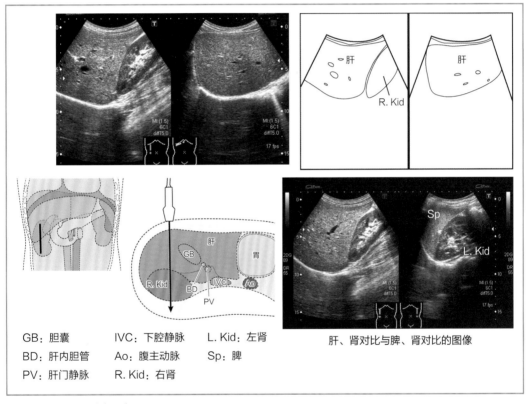

肝、肾对比与脾、肾对比的图像

GB：胆囊	IVC：下腔静脉	L. Kid：左肾
BD：肝内胆管	Ao：腹主动脉	Sp：脾
PV：肝门静脉	R. Kid：右肾	

图2-28　肝、肾对比观察

　　将探头纵行放置于右季肋部，吸气时显示出胆囊长轴断面，应用扇形摆动扫查及平行扫查的方法尽量对胆囊进行全面扫查（图2-25）。然后，探头与肋弓接近垂直放置，稍微向右倾斜以使超声波声束进入体内，此时可显示肝门静脉主干、肝外胆管（图2-26a）。保持探头方向不变，向下方平行移动，一边直立，一边追踪下部胆管。这时，位于下腔静脉与肠系膜上静脉之间的胰腺钩突部可以很好地显示（图2-26b）。另外，在这个扫查的过程中，可显示三管合流的部位（图2-27）。显示困难时，采取左侧卧位。

从这个扫查得到的断面，依次向右侧做探头的平行和摆动扫查，可以显示肝右叶下缘有无变钝、突出，确认肝右叶的前后径（参见"肝的测量方法"）；同时扫查出右肾，并与肝进行对比观察（图2-28）。

重　点

- 肝肾对比观察断面（图2-28）是常用来观察有无脂肪肝的断面，但是并不是仅显示出肝、肾断面就行了。要看肝衰减的程度，要尽量避开肾位于肝的背面的断面。如图2-28中显示的那样，使肝、肾尽量在同一高度上，探头对其进行左右平行移动及摆动扫查（图2-23）。另外，对肝实质衰减的评价，以显示血管长轴断面时评价为宜。虽然没有肝实质的衰减，但是肝肾断面显示阳性的情况下，必须用脾肾对比断面进行比较。脾肾对比阳性的情况下，也有单纯的肾皮质透声性好而导致肝肾对比断面出现假阳性的情况，不能轻易诊断为脂肪肝。

要点提示

- 虽然胆囊被认为是比较容易观察的脏器，但是因为旁瓣和多重反射的影响，往往存在被忽略的部位，所以需要注意。特别是胆囊底部因多重反射和十二指肠等消化道内气体的影响，观察很不充分。一定要结合横断和纵断扫查，还有后文提到的肋间扫查，进行多部位、多方位扫查。对于较瘦的病例，如果探头过度压迫，胆囊会发生变形，使得胆囊内部更不容易被观察。其实所有的脏器都可以出现这样的情况。用探头压迫扫查虽然是一项重要的技术，但是也不能过度压迫。另外，对于接近表面的病变，可用高频探头进行观察，不要认为是浪费时间而省略上述步骤。

6　右肋间扫查（图2-29～2-32）

将探头放在右肋间，一边调节呼吸，一边逐个肋间对肝右叶进行摆动扫查。呼气相探头在靠近腹侧肋间放置，形成的基本断面可显示肝门静脉右支、右前叶支及右后叶支（图2-29）。从这个位置（图2-30a）探头向左侧倾斜就可显示比较长的肝中静脉（图2-30b）。在基本断面（图2-31a）附近1~2肋间，探头放在肋间背侧，门静脉后上叶支与后下叶支就可逐渐显示出来（图2-31b）。由这个断面进行摆动扫查，并向左侧倾斜，就可显示出肝右静脉（图2-32a）。接着探头向下方移动，向背侧倾斜则可显示与肝右叶相邻的右肾（图2-32b）。对这些部位的观察要结合患者的呼吸，这一点尤其重要。

相对于肋间扫查法，对于餐后、肥胖及肝的位置较高的患者，右肋弓下扫查会增大肝右叶死角的区域，这一点特别重要。

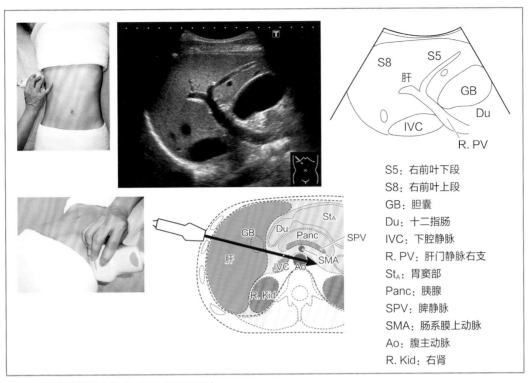

S5：右前叶下段
S8：右前叶上段
GB：胆囊
Du：十二指肠
IVC：下腔静脉
R. PV：肝门静脉右支
St_A：胃窦部
Panc：胰腺
SPV：脾静脉
SMA：肠系膜上动脉
Ao：腹主动脉
R. Kid：右肾

图2-29　右肋间扫查①（对肝、胆的观察）

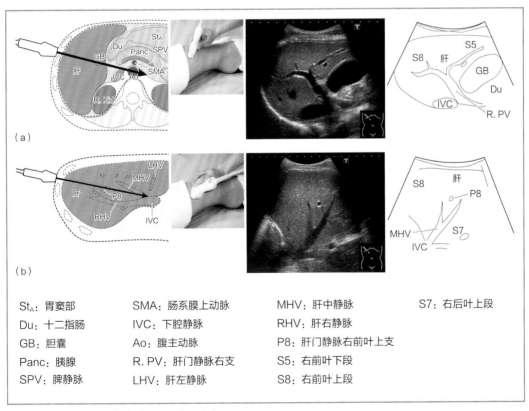

St_A：胃窦部	SMA：肠系膜上动脉	MHV：肝中静脉	S7：右后叶上段
Du：十二指肠	IVC：下腔静脉	RHV：肝右静脉	
GB：胆囊	Ao：腹主动脉	P8：肝门静脉右前叶上支	
Panc：胰腺	R. PV：肝门静脉右支	S5：右前叶下段	
SPV：脾静脉	LHV：肝左静脉	S8：右前叶上段	

图2-30　右肋间扫查②（对肝、胆的观察）

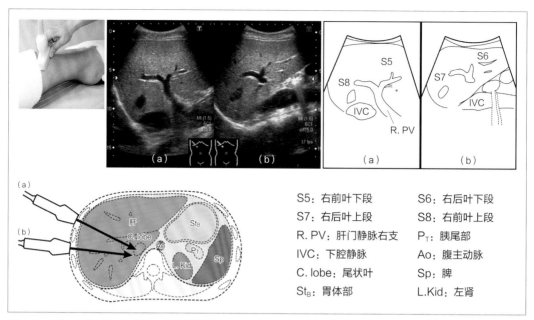

S5：右前叶下段	S6：右后叶下段
S7：右后叶上段	S8：右前叶上段
R. PV：肝门静脉右支	P_T：胰尾部
IVC：下腔静脉	Ao：腹主动脉
C. lobe：尾状叶	Sp：脾
St_B：胃体部	L.Kid：左肾

图2-31　右肋间扫查③（对肝、胆的观察）

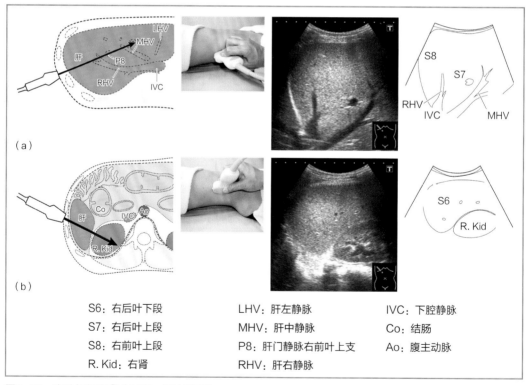

S6：右后叶下段	LHV：肝左静脉	IVC：下腔静脉
S7：右后叶上段	MHV：肝中静脉	Co：结肠
S8：右前叶上段	P8：肝门静脉右前叶上支	Ao：腹主动脉
R. Kid：右肾	RHV：肝右静脉	

图2-32　右肋间扫查④（对肝、肾的观察）
低肋间位置的观察

要点提示

- 很多初学者在使用探头时，探头一放到肋间就开始在原地进行摆动扫查，由于肋骨的影响，视野会不清晰。而在同样的肋间隙较宽的病例中，一点点地将探头上下平行移动，视野会出乎意料地广阔（图2-33a）。另外，从肋间扫查不容易显示肝门静脉和胆管等细长的结构，在这种情况下将探头在一定程度上旋转观察就能显示完全（图2-33b）。这时更容易受到肋骨声影的影响，请尝试从多方向、多角度进行观察，可使问题得到解决。再者，对于肋间隙狭窄的病例，应用相控阵型探头进行观察也是很有用的。

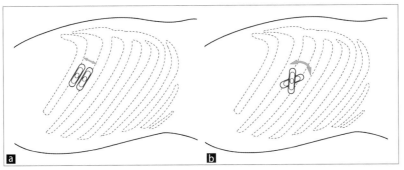

图2-33　肋间扫查时探头扫查的诀窍

a. 探头的平行移动；b. 探头的旋转扫查

7　左肋间扫查（图2-34，2-35）

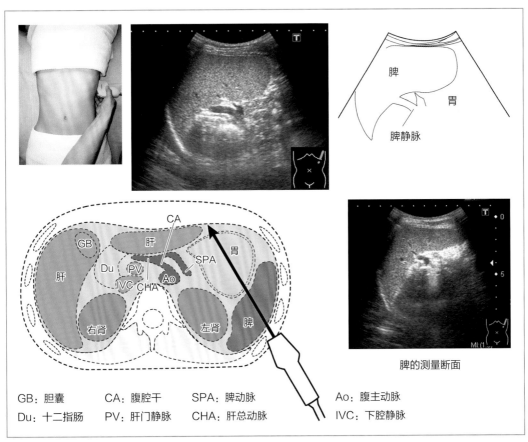

脾的测量断面

GB：胆囊	CA：腹腔干	SPA：脾动脉	Ao：腹主动脉
Du：十二指肠	PV：肝门静脉	CHA：肝总动脉	IVC：下腔静脉

图2-34　左肋间扫查（对脾的观察）①

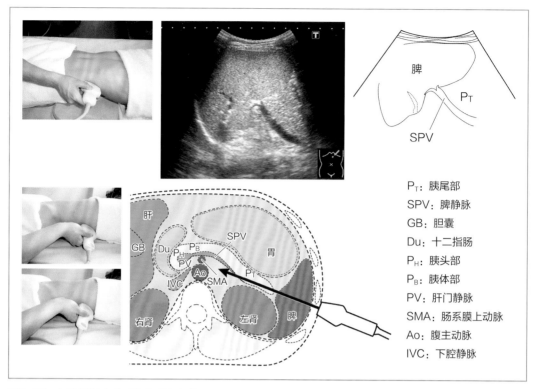

PT：胰尾部
SPV：脾静脉
GB：胆囊
Du：十二指肠
PH：胰头部
PB：胰体部
PV：肝门静脉
SMA：肠系膜上动脉
Ao：腹主动脉
IVC：下腔静脉

图2-35　左肋间扫查（对脾的观察）②

　　将探头放在左肋间，向背侧移动，一边呼吸一边逐个肋间进行摆动扫查，可显示出脾。这方面的注意点与右肋间扫查一样，注意脾是探头从背侧位置扫查显示出来的（图2-34）。随着呼吸对左横膈下进行观察。在这一系列的观察中，不能忘记对胰尾部的观察。以脾作为透声窗显示脾静脉之后，就可显示胰尾部，按这种方法扫查更容易显示（图2-35）。

要点提示

- 关于脾的大小的判定（图2-36），常采用脾指数（SI）（笔者采用的是图2-36c中的方法）进行衡量。脾的大小随着年龄（脾作为淋巴组织，为适应身体的功能状态，在小儿期和青春期是增大的）和身高、被检者的全身状态而有所变化。不能单纯盲目地依据数值，必须在了解被检者的病史之后再做判断。"脾大"一词在临床上有重要的意义，但是脾大是否具有临床意义，需要结合其他的器官和其他的检查所见进行综合判断。

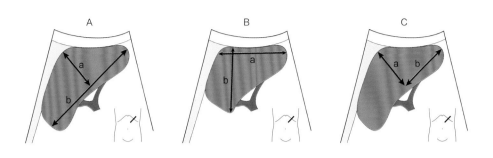

A. 古贺等[1]，右侧卧位，左肋间扫查，取得脾最大面积断面时测量脾上、下端之间的距离作为脾的最大径（b），脾门与最大径垂直连线的距离为脾的短径（a），两者相乘为脾指数（spleen index，SI）。既往观点认为成人SI>30提示脾大，但是随着仪器的改良，正常上限有增高的趋势。最近随着凸阵型探头或相控阵型探头的使用，很多SI为40左右的情况仍被认为是正常的。

B. 朝井等[2]，左肋间扫查，显示脾的最大断面，长径×厚径作为SI，30以下为正常。

A与B两种方法，由于肺内气体的影响而不能显示脾的全部时，不能进行测量。

C. 当脾上极不能显示时，木村邦夫等[3]采用简易测量法，以脾下极到脾门的距离代替从上端到下端的最大径，SI<20为正常。

[1] 古賀　孝，巴　淳一，他：肝疾患における脾の超音波断層法による定量化に関する研究．肝臓　13：412-420，1972
[2] 朝井　均，黒木哲夫，他：超音波断層法とシンチグラフィによる脾臓描出法の比較検討．肝臓　17：546-554，1976
[3] 木村邦夫，松谷正一，他：門脈圧亢進症の超音波診断．最新医学　37：1288-1299，1982

图2-36　脾的测量

肝、胆、胰、脾的异常图像

肝良性肿瘤（肝血管瘤）

肝血管瘤是最常见的肝良性肿瘤。血管瘤分为毛细血管型血管瘤（capillary type）与海绵状血管瘤（cavernous type），大部分都是海绵状血管瘤，在组织学上由内皮细胞所包围的血管腔形成，大大小小的腔内储存有血液。该病患者几乎无症状，多是通过随访观察，大者（5cm以上）可以对周围脏器产生挤压而导致压迫症状，有时可以出现肿瘤破裂或肿瘤出血，必须注意。

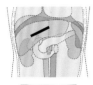
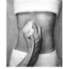
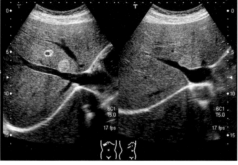

根据内部回声随体位改变而发生相应改变（chameleon sign）进行确认

图像①

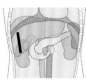

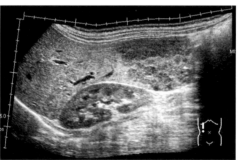
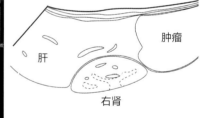

图像②

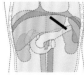
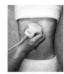
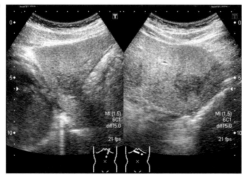
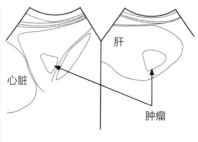

图像③

图像①中的回声所见

① 形状：类圆形。
② 边界和轮廓：清晰。
③ 肿瘤边缘：边缘有高回声带。
④ 肿瘤内部：高回声。根据体位变换，确认内部回声有变化（chameleon sign）。

图像①以外的特征性回声所见（图像②和③）

① 内部回声分为高回声型、混合型（图像②）、边缘高回声型和低回声型（图像③）。
② 小的肿瘤（2cm以下）以高回声型多见；如果超过2cm，则会出现更多的混合回声型。
③ 在低回声型中，多数情况下在肿瘤边缘处发现边缘强回声。
④ 肿瘤的形状不规整，有细微的凹凸（图像②和③）。
⑤ 有盈亏征（wax and wane sign），或体位变换和压迫时肿瘤内部回声会出现变化。
⑥ 实时观察有时会在肿瘤内部观察到散在的波动征（fluttering sign，又称飘动征）。

本例（图像①）的回声所见总结

肝脏右前叶上段（S8）可见高回声肿瘤，大小为15mm×14mm。

因体位变换，肿瘤内部回声从高回声到低回声发生变化（chameleon sign）的同时，其轮廓也发生了变化。边界清晰伴边缘高回声带。背景肝的实质是均匀的正常图像。

要点提示　血管瘤的注意事项

伴有脂肪肝的病例（图像③），由于边缘高回声带有时被亮肝（bright liver）屏蔽，所以在局灶性病变的易发部位（胆管周围等）存在血管瘤的情况下，会出现漏诊，鉴别起来较为困难。另外，肝细胞癌也会出现边缘高回声带，对于有慢性肝炎背景的病例也要特别注意。

原发性肝癌（肝细胞癌）

　　肝原发恶性肿瘤（原发性肝癌）的代表性肿瘤有来源于肝细胞的肝细胞癌和来源于胆管上皮细胞的胆管细胞癌（肝内胆管癌），其中发病率最高的肝细胞癌与病毒性肝炎有着密切的关系：80%的肝细胞癌患者伴有丙型肝炎，10%的肝细胞癌患者伴有乙型肝炎。因此，慢性病毒性肝炎是肝细胞癌的高危因素，定期进行超声筛查非常重要。

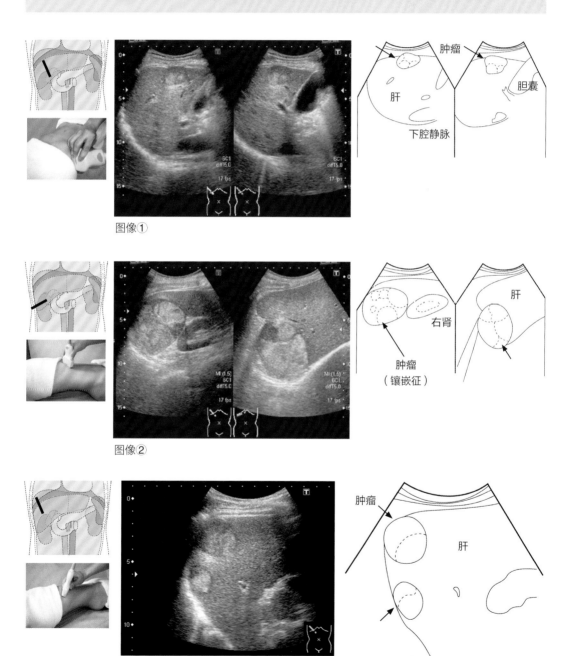

图像①

图像②

图像③

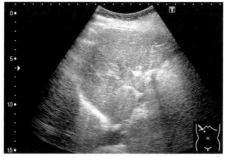

肿瘤实质不均匀，
部分边界不规则

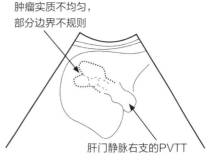

肝门静脉右支的PVTT

图像④

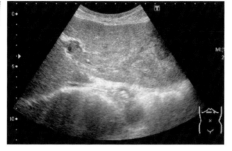

肿瘤实质不均匀，
边界不规则

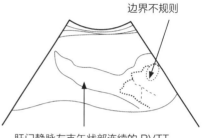

肝门静脉左支矢状部连续的 PVTT

图像⑤

图像①中的回声所见

① 形状：类圆形。

② 边界和轮廓：清晰。

③ 肿瘤内部：呈镶嵌征（nodule in nodule）。

④ 后方回声：轻度增高。

⑤ 其他：向肝表面突出（hump sign）。

图像①以外的特征性回声所见（图像②～⑤）

① 边缘低回声带（halo）（图像②和③）。

② 边缘高回声带（bright loop pattern）。

说明：这种边缘高回声带和镶嵌征反映了肝细胞癌不同生长阶段的病理学特征。
边缘低回声带反映的是纤维被膜，在很多超过2cm的肝细胞癌中能看到这种表
现。边缘高回声带是高分化型肝细胞癌伴随中心脂肪化或中、低分化型肝细胞癌
不伴随脂肪化发育而引起的。

③ 合并肝门静脉内瘤栓（portal vein tumor thrombus，PVTT）（图像④和⑤）。

本例（图像①）的回声所见总结

肝脏右前叶下段（S5）的肝表面呈现向肝表面突出的肿瘤，大小为32mm×30mm。肿瘤的形状呈类圆形，边界清楚，呈镶嵌征。背景的肝实质回声粗糙。

要点提示　多普勒检查在鉴别肝细胞癌方面的作用

虽然在肝细胞癌早期检出肿瘤内部血流比较困难，但由于残留了门静脉血流，因此有时会发现固定性血流的流入像，肿瘤内可检测到恒定性血流（2~4cm/s）和低速血流的情况比较多。进展型肝细胞癌时可检测出丰富的搏动性血流，脉冲多普勒和快速傅里叶变换（fast Fourier transform，FFT）分析能够捕捉搏动性动脉。另外，利用多普勒法鉴别高分化型肝细胞癌和异型结节是比较困难的。

转移性肝癌

転移性肝癌是肝以外发生的癌症和肉瘤转移到肝中，有血行转移、淋巴转移，还有直接浸润。发生率最高的是胃癌、结肠癌等经肝门静脉转移，仅从图像上观察与原发性肝癌的鉴别很困难。

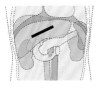

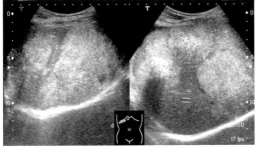
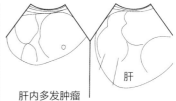

肝内多发肿瘤

图像①

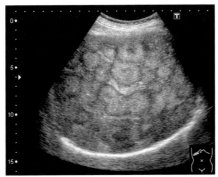
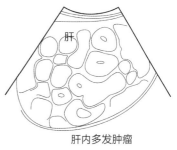

肝内多发肿瘤

图像②

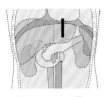

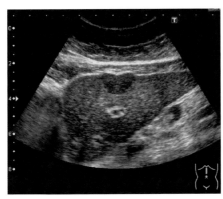
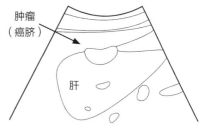

肿瘤
（癌脐）

肝

图像③

图像①中的回声所见

① 外形：不规则。
② 边界和轮廓：清晰与不清晰混合存在。
③ 肿瘤内部：中心为高回声，中心部分有钙化，后方回声减弱。
④ 其他：有多发的，也有一部分呈集簇征（cluster sign）。

图像①以外的特征性回声所见（图像②和③）

① "牛眼征" "靶环征"（图像②）：肿瘤中心部为高回声，边缘为较宽的低回声带。
② 肝转移灶位于肝表面被膜附近时有癌脐（umbilication），为凹陷形成所致（图像③）。
③ 肿瘤直径增大会引起肿瘤中心部分营养不足和缺氧，中心部变性坏死，因为中心部分有液化坏死，中心部呈无回声。

本例（图像①）的回声所见总结

整个肝右叶可及多个大小不等的高回声肿瘤，呈集簇征。
肿瘤的一部分伴有钙化。

要点提示　发现转移性肝癌

确认原发灶（胃和结肠等）是否向肝以外的脏器转移或浸润，腹腔内有无肿大淋巴结，检查有无胸腹水。

肝的弥漫性病变（酒精性肝炎）

　　大量饮酒导致的肝损害大致分为脂肪肝、肝纤维化、肝硬化、酒精性肝炎。这种肝硬化和肝纤维化的进展过程是正常→肝纤维化→肝硬化。脂肪肝的存在是其他这些疾病的基础。有酒精性肝损害的患者，再持续1个月左右的大量饮酒就会发展成为酒精性肝炎，是酒精性肝损害中最严重的情况（急性重症肝炎）。临床上患者可以出现发热、压痛、明显的肝大、黄疸，从剑突到右季肋部可闻及动脉性杂音，以及白细胞计数增加等。

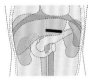

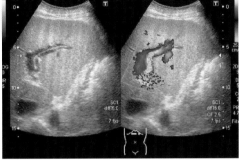
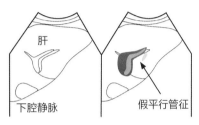

图像①

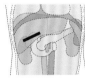

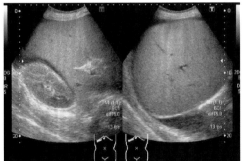
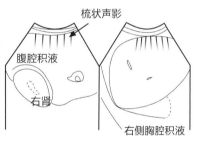

图像②

　　这些图像中的回声所见

　　① 肝大。

　　② 没有衰减的亮肝。

　　③ 与肝左外叶下段门静脉支相伴行的扩张的肝动脉支，形成"假平行管征（pseudo-parallel channel sign，PPCS）"。

　　④ 腹腔积液与右侧胸腔积液。

这些图像以外的特征性回声所见

① 脾大。

② 胆囊壁增厚。

③ 胆囊萎缩。

④ 侧支血管的存在。

本例的回声所见总结

肝整体增大并呈现明显的、没有衰减的亮肝，肝表面有梳状的声影。

实质部分回声均匀、细致。可见胸腹水。另外，还有酒精性肝炎多见的"假平行管征"。

要点提示　酒精性肝炎的诊断

酒精性肝炎有组织学诊断和临床诊断标准。典型的酒精性肝炎，通过肝活检可以发现小叶中心肝细胞的气球样变性和坏死，以及以中性粒细胞为主的炎症细胞浸润、马洛里小体（Mallory小体）等的存在从而确诊。未实施肝组织活检的临床诊断标准所必需的项目如下。①饮酒量的增加为发病的主要原因。②谷草转氨酶（AST）水平的升高比谷丙转氨酶（ALT）更明显。③血清总胆红素水平的上升（2mg/dl以上）。附加项目：腹痛、发热、白细胞增多，碱性磷酸酶（ALP）水平上升（正常值上限的1.5倍以上），γ-谷氨酰转肽酶水平上升（正常值上限的2倍以上）。因为上述症状不明显的亚临床病例较多见，所以需要通过肝组织活检来确诊。

急性胆囊炎

约90%的急性胆囊炎是由于结石的存在导致机械性黏膜损害，或结石嵌顿导致胆汁引流障碍，淤滞的胆汁酸刺激黏膜，再加上细菌感染，从而发生病理改变。主要症状是右上腹疼痛和压痛，多伴有发热。严重者伴有腹膜刺激症状，壁间形成脓肿，或胆囊穿孔而在胆囊周围形成脓肿，进一步可形成肝脓肿。

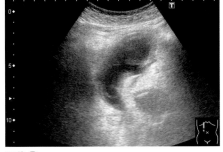

图像①

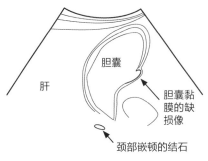

肝　胆囊

胆囊黏膜的缺损像

颈部嵌顿的结石

显著增厚的胆囊壁

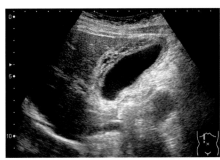

图像②

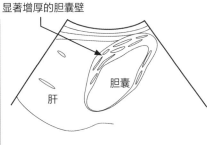

肝　胆囊

图像①中的回声所见

① 伴有高张力的胆囊肿大。

② 胆泥的出现。

③ 结石嵌顿在胆囊颈部。

④ 胆囊壁增厚（3mm以上）。

⑤ 胆囊黏膜面的缺损表现。

图像①以外的特征性回声所见

① 胆囊壁增厚（图像②）。囊壁内1～3层的层状结构（高–低–高回声）清晰可见。低回声层反映的是胆囊壁的水肿或浆膜下的坏死。

② 胆砂的出现。

③ 严重的病例，增厚的囊壁内部可形成壁内脓肿，表现为局限性低回声区，向周围穿孔时在局部可见积液（如果周围没有形成脓肿，是由于局部的穿孔被覆盖）。一旦突破胆囊，张力大的胆囊则会消失，胆囊周围或肝右叶表面等部位出现积液。

本例（图像①）的回声所见总结

胆囊肿大，囊壁增厚，内部出现胆泥。结石嵌顿在胆囊颈部的结石图像。黏膜面的缺损表现，考虑为部分胆囊壁出现坏疽的可能。

要点提示　急性胆囊炎的注意事项

病因多是结石嵌顿导致的胆汁引流受阻、胆汁淤积，因此应以胆囊颈为中心确认是否有结石嵌顿的表现。因为进食会引起胆囊收缩，餐后胆囊壁增厚，一定要确认有无进食。另外，囊壁的增厚不一定是胆囊炎发病后最明显的表现，有必要进行追踪与随访。在超声检查时如果用探头压迫肿大的胆囊，则会发现与胆囊的体表投影位置一致的最大压痛点（sonographic Murphy sign），这对诊断急性胆囊炎非常有帮助。另外，也有急性胆囊炎与隐匿性胆囊癌并存的情况，所以需要注意。

胆囊息肉和胆囊癌

　　胆囊息肉分为以胆固醇性息肉为代表的肿瘤样病变，以及腺瘤或增生性息肉等肿瘤性病变。日常诊疗中最多见的是胆固醇性息肉，但临床上没有什么重要意义，对大部分病例进行随访观察即可。胆囊息肉呈现为粒状或桑葚状、高回声的隆起性病变，直径多在5mm以下，呈多发。

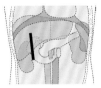

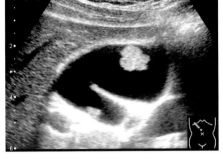
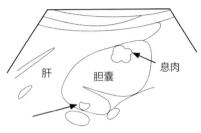

图像① 胆囊息肉

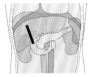

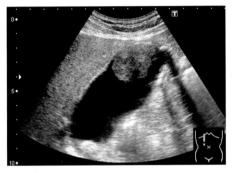

图像② 胆囊癌

图像①（胆囊息肉）中的回声所见

① 确认胆囊底部与颈部隆起性病变。

② 底部病变的直径为12mm，附着部的蒂比较细。

③ 外形呈桑葚状。

图像②（胆囊癌）中的回声所见

① 胆囊底部直径为35mm的隆起性病变。

② 隆起性病变的附着部基底部宽。

③ 肿瘤的回声水平为低回声。

④ 肝床侧的胆囊壁（浆膜面）部分边界不清。

本例（胆囊息肉，图像①）的回声所见总结

胆囊底部直径为12mm的隆起性病变。病变呈桑葚状，由细蒂与胆囊壁相连。没有出现胆囊壁增厚及黏膜面不规则等表现。

要点提示　如何与胆囊癌鉴别？

胆囊息肉通过细蒂附着在胆囊壁上，也可以观察到其随心脏搏动呈钟摆状晃动。通过观察有无声影和有无随着体位变动而移动，可与胆囊结石相鉴别，偶尔也会出现鉴别困难的情况。但是，如果临床上没有发现大的问题，没有出现局限性囊壁增厚等其他表现，就不需要太费力来鉴别。腺瘤与胆固醇性息肉相比回声往往偏低。胆囊癌的鉴别要点是，胆囊癌时肿瘤一般较大（直径为10mm以上），附着部的基底部较宽，外形不规则，则恶性的可能性大。但是应该认识到，也有些上皮内癌很难严格地与腺瘤相鉴别。肿瘤直径10mm以上的胆囊息肉样病变，考虑恶变的可能性会增加，治疗上多选择切除胆囊。在随访观察过程中，如果观察到回声水平发生变化或直径增大的情况，使用超声设备的局部放大功能进行放大，或者使用分辨率高的高频探头，详细地观察形状和与囊壁的附着部。另外，也有发育缓慢的病变，所以不仅要与上一次的检查结果相比较，还要与最初的检查结果进行比较。

胰腺癌

胰腺恶性肿瘤可分为来源于胰腺上皮的恶性肿瘤——胰腺癌，以及来源于胰腺间质的恶性肿瘤——肉瘤，发病率最高的是上皮性的胰腺癌。胰腺癌有实性和囊性之分，实性胰腺癌以胰管来源的浸润性胰管癌为代表，囊性胰腺癌来源于黏液性囊性肿瘤（mucinous cystic neoplasm，MCN）和胰腺导管内乳头状黏液瘤（intraductal papillary mucinous neoplasm，IPMN）的恶变。胰腺内分泌肿瘤还包括胰腺内分泌癌。通常所说的胰腺癌是指来源于胰管的恶性浸润性胰管癌。另外，浸润性胰管癌有乳头状腺癌、管状腺癌等类别，临床上管状腺癌占大多数。

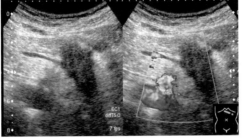
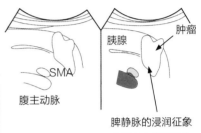

SMA：肠系膜上动脉

图像①

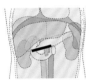

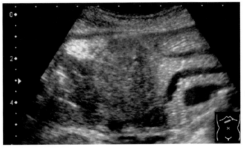

SMA：肠系膜上动脉　MPD：主胰管

图像②

图像①中的回声所见

① 胰腺体尾部大小为50mm×20mm、形态不规则的低回声肿瘤。

② 肿瘤的轮廓清晰，外形不规则。

③ 内部为低回声，回声欠均匀。

④ 肿瘤背侧走行的脾静脉血流未显示（强烈提示浸润的可能性）。

图像①以外的特征性回声所见

① 肿瘤尾侧的主胰管扩张（图像②）。

② 主胰管的扩张形态呈平滑或串珠状。

③ 尽管肿瘤内部多呈现均匀或不均匀低回声，但是增大后中心部可出现高回声区。

④ 肿瘤的轮廓清晰且不规则的情况较多，但如果受肿瘤尾侧的梗阻性胰腺炎的影响，则部分轮廓会变得不清晰。

本例（图像①）的回声所见总结

胰腺体尾部轮廓清晰、外形不规则的肿瘤。肿瘤的内部回声为低回声，分布欠均匀。尾侧胰管的扩张不明显。彩色多普勒显示脾静脉的血流信号缺损，怀疑浸润到脾静脉。

要点提示　如何认识胰腺癌？

很多胰腺癌为进展型。胰头癌多伴有胆管浸润和十二指肠浸润。胆管浸润引起的胆汁淤滞导致肝内胆管扩张和胆囊肿大。十二指肠浸润造成十二指肠黏膜形成溃疡，是导致上消化道出血的原因，可引起十二指肠狭窄、消化道梗阻。胰腺体尾部癌与胰头癌不同，很少引起黄疸，但有时会向胃、结肠、脾浸润。另外，很多胰腺癌侵及血管，有时伴有肝门静脉（肠系膜上静脉、脾静脉）和周围动脉（腹腔干、肝动脉、脾动脉、肠系膜上动脉）的浸润。因肿瘤尾侧使胰管完全或不完全闭塞，大多伴有主胰管扩张、实质萎缩和变薄的梗阻性胰腺炎的表现。

急性胰腺炎

　　胰腺生成消化食物的多种消化酶（淀粉酶），是促进肠道分泌、消化食物的重要器官。各种原因导致胰腺内的胰腺淀粉酶被活化，从而对胰腺和周围组织进行消化的急性炎症称为急性胰腺炎。慢性、持续性、非可逆性、进行性的炎症则为慢性胰腺炎。与女性相比，男性发病率高出2倍。30%的病例被认为是酒精引起，25%的病例是由结石引起。患者表现为突发、剧烈的上腹部疼痛和背部疼痛，以及恶心和呕吐等症状，腹痛逐渐、持续加重。重要的是要与消化道穿孔、急性胆管炎、肠梗阻、肠系膜动脉闭塞症、急性主动脉夹层等急腹症相鉴别。对于老年人初发的急性胰腺炎，需要注意是否有隐匿的胰腺癌。大多数轻型急性胰腺炎经过1周左右病情可得到改善，多数情况下不会留下后遗症而获得治愈。轻型急性胰腺炎不伴随胰腺的循环障碍，呈现以水肿为主的间质性水肿型胰腺炎的形态，炎症仅局限在胰腺周围，一般只有轻微的临床症状。但10%~20%的患者会进展成为重症急性胰腺炎，因某些原因而并发胰腺的循环障碍，成为坏死性胰腺炎。坏死性胰腺炎时，炎症不仅局限于胰腺，还在腹腔内广泛地进展。重症患者的病死率高达8%，持续时间较长者可留下后遗症。

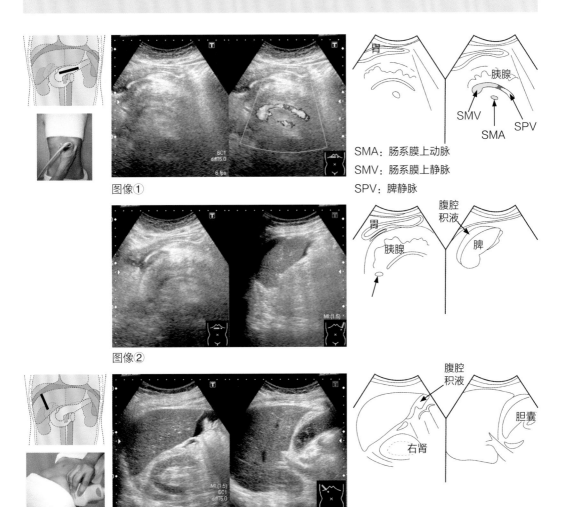

图像①

SMA：肠系膜上动脉
SMV：肠系膜上静脉
SPV：脾静脉

图像②

图像③

这些图像中的回声所见

① 整个胰腺肿大。
② 胰腺实质低回声与高回声混合存在。
③ 胰腺与周围的脏器（胃等）组织的分界不清楚（边界不清楚的部分呈高回声：强烈提示有炎症波及）。
④ 脾静脉显示不清，但是没有闭塞与狭窄。
⑤ 腹腔积液。

这些图像以外的特征性回声所见

① 胰腺周围有积液。
② 有无胸腔积液与腹腔积液（胰腺周围及双肾周围、膈肌附近）。
③ 由于炎症，有时会发生门静脉血栓。

本例回声所见总结

　　整个胰腺的轮廓不清楚，呈弥漫性肿大。内部回声为低回声与高回声混合存在，呈斑点状。主胰管没有出现扩张。与胃及周围脏器的分界有高回声，疑有炎症波及。另外，肝、脾周围有腹腔积液。胆囊肿大，有胆汁淤积。

要点提示　怀疑急性胰腺炎？

　　急性胰腺炎的影像学诊断包括4个要素：有无急性胰腺炎的诊断（存在诊断）、病因的诊断、病变扩大的诊断（严重程度的诊断）、并发症的诊断。尽管影像学诊断方法有很多，但临床医生应根据各自的诊断目的、方式、特征和并发症情况等进行选择。对于疑似急性胰腺炎的病例，超声检查是首先要选择进行的检查，但是在重症病例中，观察胰腺时多数患者会主诉压痛（由于疼痛而无法进行充分的观察），且由于肠道气体的积存等，显示率未必良好。因对肠系膜根部和后腹膜的炎症性改变的显示率较低，其作用有限。在轻型病例中，胰腺轮廓不明确的情况较少；但是随着病情的恶化，轮廓会变得不清楚。胰腺实质图像：水肿型胰腺炎中大多显示为低回声；坏死型胰腺炎中，高回声和低回声不规则地混杂在一起，呈不规则形。另外，胆石性胰腺炎占胰腺炎的20%~30%，一定要确认有无胆总管扩张及胆总管结石，这一点很重要。再者，在急性胰腺炎后期观察时会看到假性囊肿（pseudocyst），多在急性胰腺炎发病4周以后才可以看到。

要点提示 慢性胰腺炎

根据慢性胰腺炎的临床诊断标准，如果超声检查中显示有伴随声影的胰腺结石则可以确诊，不仅局限于有胰腺结石，如果"胰腺内粗大的高回声、胰管的不规则扩张、边缘不规则或凹凸不平的胰腺外形，显示上述一个以上的特征"，也可做出较准确的诊断。根据超声所见并不能实现很高的诊断率，因为超声检查不能完全显示胰腺整体，因此对胰腺结石以外的观察结果还要考虑结合其他的检查。

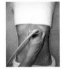

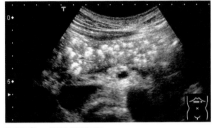

图像① 慢性胰腺炎

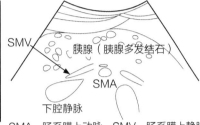

SMV

胰腺（胰腺多发结石）

SMA

下腔静脉

SMA：肠系膜上动脉 SMV：肠系膜上静脉

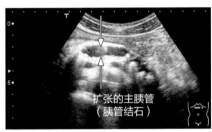

图像② 慢性胰腺炎

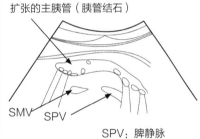

扩张的主胰管（胰管结石）

SMV SPV

SPV：脾静脉

【第二章的缩略语】

Ao：aorta，主动脉（腹主动脉）

BD：bile duct，肝内胆管

C. lobe：caudate lobe，尾状叶

CA：celiac artery，腹腔干

Cardia：胃贲门部

CBD：common bile duct，胆总管

CD：cystic duct，胆囊管

CHA：common hepatic artery，肝总动脉

CHD：common hepatic duct，肝总管

Co：colon，结肠

Du：duodenum，十二指肠

Eso：esophagus，食管

GB：gallbladder，胆囊

H：heart，心脏

IVC：inferior vena cava，下腔静脉

Je：jejunum，空肠

L. Kid：left kidney，左肾

L. Renal V：left renal vein，左肾静脉

LHV：left hepatic vein，肝左静脉

Lu：lung，肺

MHV：middle hepatic vein，肝中静脉

MPD：main pancreatic duct，主胰管

P8：肝门静脉右前叶上支

Panc：pancreas，胰腺

P_B：pancreas，body；胰体部

P_H：pancreas，head；胰头部

P_T：pancreas，tail；胰尾部

PV：portal vein，肝门静脉

R. HA：right hepatic artery，肝右动脉

R. Kid：right kidney，右肾

R. PV：right portal vein，肝门静脉右支

RHV：right hepatic vein，肝右静脉

SMA：superior mesenteric artery，肠系膜上动脉

SMV：superior mesenteric vein，肠系膜上静脉

Sp：spleen，脾

SPA：splenic artery，脾动脉

SPV：splenic vein，脾静脉

St：stomach，胃

St_A：stomach，antrum；胃窦部

St_B：stomach，body；胃体部

UP：umbilical portion，肝门静脉左支矢状部

第三章

泌尿系统、前列腺、子宫和卵巢

丸山宪一，三塚幸夫，八锹恒芳

鉴于超声检查的独特扫查方式，超声检查在多个领域有"听诊器"之称。可是，在泌尿系统、妇科领域，超声检查受消化道气体的影响更加明显，特别是对膀胱、前列腺、子宫和卵巢，如果不经过准备，探头是探查不到的，也就不能进行相关诊断。因此，本章中有关泌尿系统、妇科领域的基本断面与断面图像的介绍中，将对如何获得断面图像的一些技巧等进行补充说明。

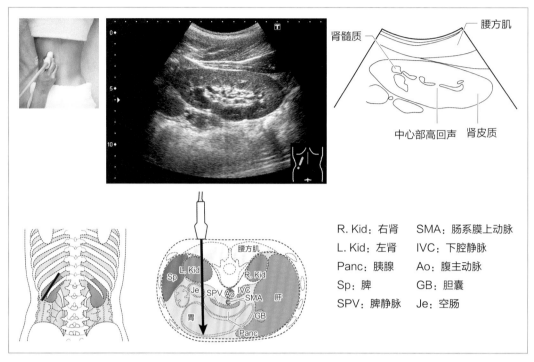

图3-1 背侧扫查①（纵断面，左肾长轴）

R. Kid：右肾	SMA：肠系膜上动脉
L. Kid：左肾	IVC：下腔静脉
Panc：胰腺	Ao：腹主动脉
Sp：脾	GB：胆囊
SPV：脾静脉	Je：空肠

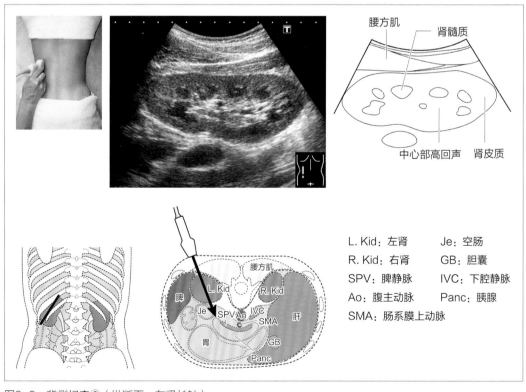

图3-2 背侧扫查②（纵断面，左肾长轴）

L. Kid：左肾	Je：空肠
R. Kid：右肾	GB：胆囊
SPV：脾静脉	IVC：下腔静脉
Ao：腹主动脉	Panc：胰腺
SMA：肠系膜上动脉	

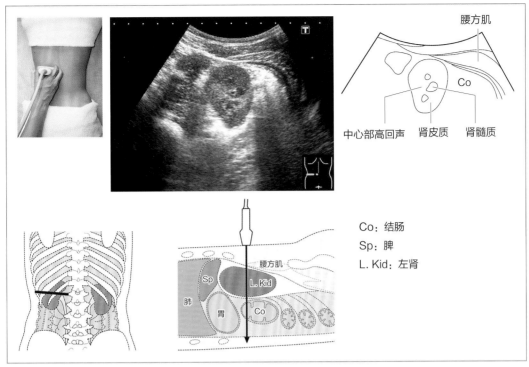

图3-3 背侧扫查③（横断面，左肾短轴）

Co：结肠
Sp：脾
L. Kid：左肾

一边控制着呼吸，一边从背侧左方进行扫查，可显示左肾长轴图像，对所能显示出肾的范围，探头都要进行摆动扫查（图3-1）。通常双肾在背侧呈"八"字形，所以在扫查时探头向足外侧进行扫查。

从图3-1的位置，探头稍向外侧（左侧）移动，观察肾的长轴图像。这种扫查方式对肥胖、体型瘦长的患者来说，能消除脂肪和腰方肌的影响，是显示位置较深的肾的有效扫查方法（图3-2）。

从左肾长轴图像逆时针旋转90°，在所能显示肾的范围内，从上极到下极对肾进行摆动和平行扫查（图3-3）。

要点提示

- 背侧扫查观察肾，是对肾的大小进行测量的基本断面。严格进行测量的话，一定要在背侧扫查的基础上进行。成人肾的大小为长径10～11cm，短径5～6cm，厚度4～5cm，右肾相比左肾稍大。

2 右季肋部（冠状面）至侧腹部扫查（右肾的基本断面）
（图3-4）

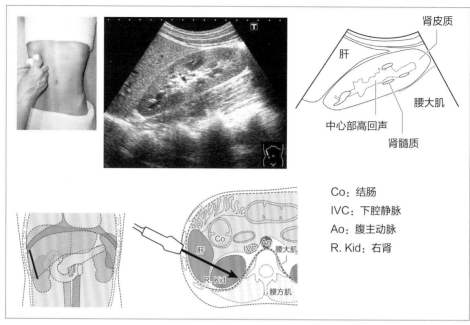

图3-4　右季肋部（冠状面）至侧腹部扫查（右肾的基本断面）

　　这是右肾一般常用的观察断面。以肝作为透声窗显示右肾长轴断面，在显示范围内进行摆动及平行扫查进行观察（图3-4）。

3 右侧腹部纵断扫查（对右肾的观察）（图3-5）

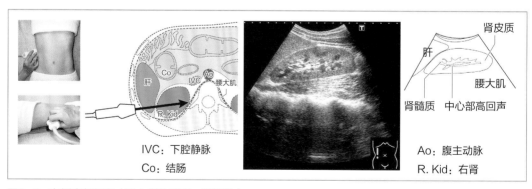

图3-5　右侧腹部扫查（对右肾的观察，纵断像）

　　从图3-4中的右肾长轴断面，探头缓慢地向背侧移动，超声波声束向腹侧倾斜扫查（图3-5）。

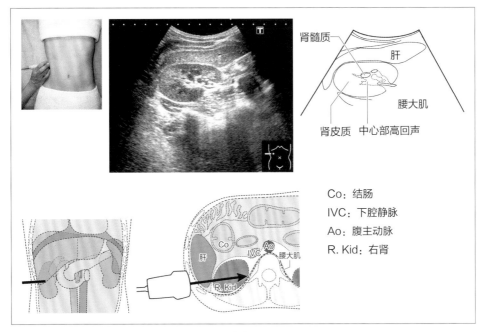

图3-6　右侧腹部扫查（对右肾的观察，横断像）

在图3-5的长轴断面的位置，将探头逆时针方向旋转90°进行摆动和平行扫查，从肾的上极到下极进行观察。这个扫查可以弥补长轴图像时容易被忽略的肾的侧面和肾门部。肾呈椭圆形，有被膜，所以受折射和侧方声影的影响，边缘的病变容易被疏忽。特别是在对边缘的扫查过程中，用多方向的扫查观察边缘，则不会漏掉突出性的肿瘤性病变，这一点很重要。

要点提示

（1）观察右肾时探头的扫查技巧（图3-7）

图3-7、图3-5显示了探头的扫查方式。图3-7a表示的是仰卧位下探头平行移动，超声波声束向腹部倾斜的扫查方式。图3-7b表示的是左侧卧位时从侧腹部向背侧附近移动探头的方式。受消化道内气体的影响，对观察困难的病例必须采取这种扫查方法。这些扫查方式是双侧通用的，双肾呈"八"字形排列。因此，根据肾的倾斜方向，一边调整角度，一边让超声波声束穿透过去。

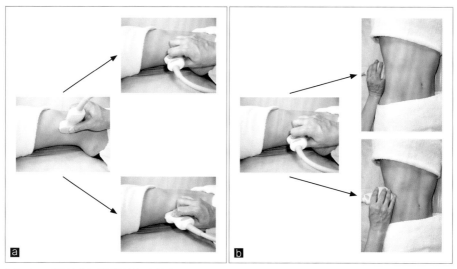

图3-7 观察右肾时探头的扫查技巧

（2）观察右肾下极的技巧（图3-8）

观察右肾上极时，由于有肝作为透声窗，大部分情况下很容易就可观察到。但是右肾下极受升结肠内气体的影响，观察困难，这是大家深有体会的（图3-8a）。可是，很多肾细胞癌在初期时，往往是向肾外突出生长的，随意地放弃会造成很大的漏诊风险。左侧卧位是一种有效的观察方法，探头放置在气体的位置，呼气的状态下慢慢地压迫扫查，并且在压迫状态下，在保持屏气且下腹部膨隆的状态下观察。这时探头压迫气体扫查，会获得意外良好的视野，可以尝试一下（图3-8b）。

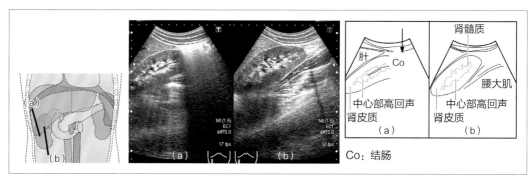

图3-8 观察右肾下极的技巧

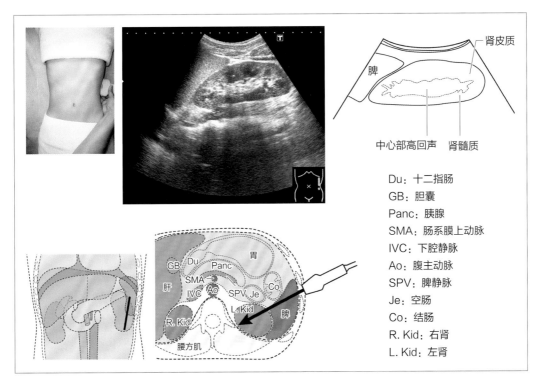

图3-9 左季肋部至侧腹部扫查（左肾的基本断面）

　　虽然可以以脾作为透声窗来观察左肾长轴图像，但是受消化道气体的影响，显示困难的情况很多（图3-9）。

6 左侧腹部纵断扫查（对左肾的观察）（图3-10）

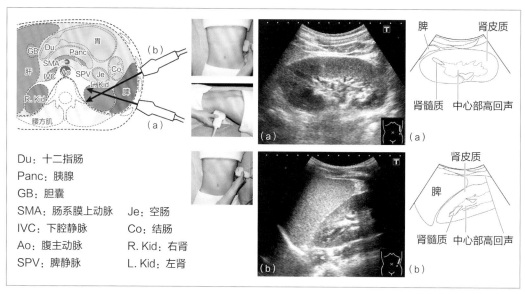

图3-10 左侧腹部扫查（对左肾的观察，纵断像）

Du：十二指肠
Panc：胰腺
GB：胆囊
SMA：肠系膜上动脉　　Je：空肠
IVC：下腔静脉　　　　Co：结肠
Ao：腹主动脉　　　　　R. Kid：右肾
SPV：脾静脉　　　　　L. Kid：左肾

　　从图3-9的断面，探头向背侧平行移动观察，图像与背侧扫查的断面相近（图3-10a）。这个断面受消化道内气体的影响较少，肾的大部分都能显示清楚，这个扫查断面特别适合以肾下极为中心进行观察。肾上极的图像与图3-9相近，与观察肾相比，更容易观察脾的断面（图3-10b）。在这个位置超声波声束向腹部扫查，即可观察左侧肾上腺的断面。

7 左侧腹部横断扫查（对左肾的观察）（图3-11）

　　从图3-10b的断面，将探头逆时针方向旋转90°形成横断面进行观察（图3-11）。探头不仅做摆动扫查，还从图3-10a的断面位置做平行移动扫查，这样的扫查可弥补观察左肾长轴图像时容易被忽略的肾边缘部分和肾门部，对这些部位要注意观察。

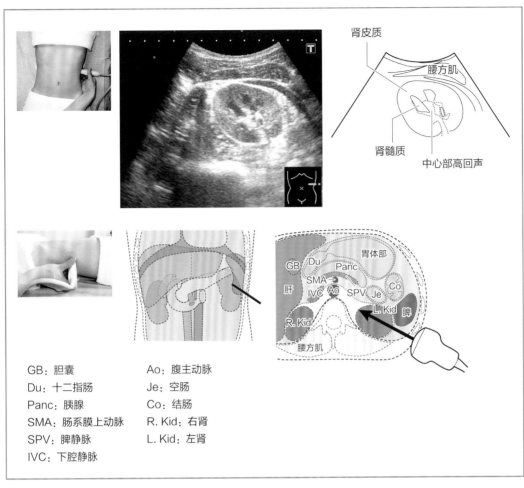

肾皮质
腰方肌
肾髓质
中心部高回声

GB：胆囊　　　　　　Ao：腹主动脉
Du：十二指肠　　　　Je：空肠
Panc：胰腺　　　　　Co：结肠
SMA：肠系膜上动脉　R. Kid：右肾
SPV：脾静脉　　　　 L. Kid：左肾
IVC：下腔静脉

图3-11　左侧腹部扫查（对左肾的观察，横断像）

要点提示

　　图3-12是在图3-9及图3-10的扫查基础上，探头横断扫查获得的。基本断面（图3-9）的左侧位置被消化道气体所遮挡，显示困难，从右上段部分探头向背侧平行移动可获得图3-10a的图像。在对肾进行确认时，探头在右下图所示位置处稍加旋转，并使声束向腹侧方向及左肾方向摆动，边摆动边观察。

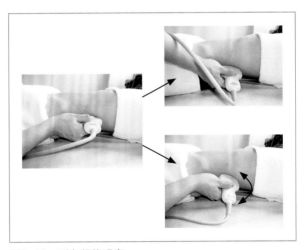

图3-12　对左肾的观察

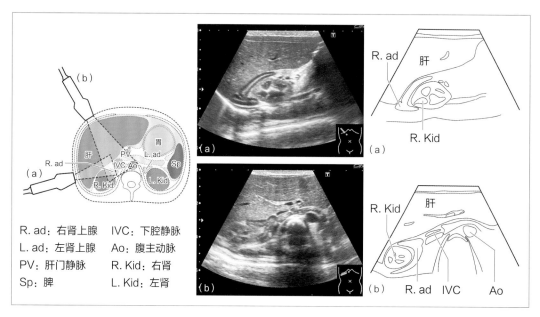

图3-13　观察右肾上腺（新生儿病例）

R. ad：右肾上腺　　　IVC：下腔静脉

L. ad：左肾上腺　　　Ao：腹主动脉

PV：肝门静脉　　　　R. Kid：右肾

Sp：脾　　　　　　　L. Kid：左肾

　　　肾上腺位于肾周的脂肪层内，成人的肾上腺通常回声强度高于脂肪组织并被结缔组织所包围，所以很多都显示困难。右肾上腺位于右肾上极内侧，观察右肾上腺时可以利用肝的断面，从图3-13中所示的2个方向进行观察。图3-13是新生儿病例的图像，较容易地观察到了肾上腺；但在确定成人肾上腺在肾上极的位置时，必须要用心去观察。

　　　首先进行右侧腹部或右肋间扫查显示肝和右肾上极。之后将探头向腹侧方向倾斜，确认下腔静脉，右侧肾上腺就位于右肾上极和下腔静脉之间，呈新月状（图3-13a）。另一个方法是探头在右肋弓下横断至斜断扫查中，同时显示肝和右肾、下腔静脉，可在下腔静脉和右肾之间观察到倒"Y"字形的肾上腺（图3-13b）。

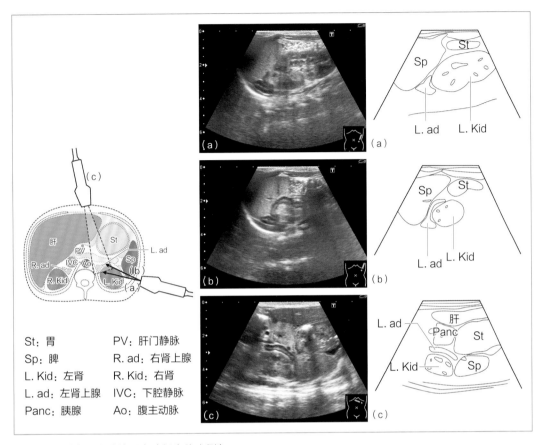

St：胃　　　　　PV：肝门静脉
Sp：脾　　　　　R. ad：右肾上腺
L. Kid：左肾　　R. Kid：右肾
L. ad：左肾上腺　IVC：下腔静脉
Panc：胰腺　　　Ao：腹主动脉

图3-14　对左肾上腺的观察（新生儿病例）

　　左肾上腺位于左肾上极的前内侧，比观察右侧肾上腺要困难得多，图3-14同样显示的是新生儿的肾上腺。一般的方法是探头在左侧腹部或左肋间扫查，显示脾和左肾上极，之后将探头向腹侧方向慢慢倾斜，就可显示呈新月状的肾上腺（图3-14a，b）。另一个方法是剑突下横向扫查或左肋弓下横断扫查，显示胰尾部和腹主动脉，如果可以清晰地显示左肾上极附近和脾，那么被左肾覆盖的呈楔形的肾上腺组织就可以被显示出来（图3-14c）。这个扫查方法对成人来说也是非常有用的观察方法。另外，背侧至腹侧的扫查过程中，如果能显示左肾长轴像的上极和腹主动脉，那么位于左肾腹侧呈新月状的肾上腺组织就可以很好地显示出来。

成人肾上腺的观察断面（图3-15）

图3-15a中的右肾上腺是在右肋弓下横断至斜断的扫查过程中显示出来的，图3-15b中的左肾上腺是在剑突下向左侧横断面至斜断面的扫查过程中显示出来的。对于肾上腺，对肾上极进行观察时容易找到。在右肋弓下横断扫查肝时可观察到右肾上腺，在剑突下横断扫查显示胰尾部时可同时观察到左肾上腺，要养成这样的好习惯，不应该仅关注作为检查对象的内脏器官，而是要对显示器上的所有图像信息进行认真辨认和思考。

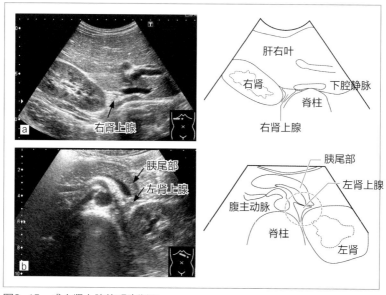

图3-15　成人肾上腺的观察断面

10　下腹部正中纵断扫查（对膀胱的观察）（图3-16）

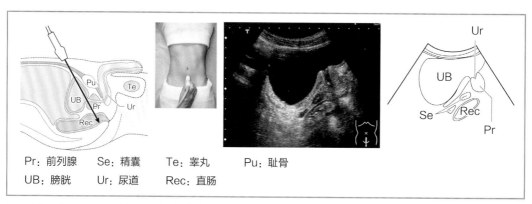

Pr：前列腺　Se：精囊　Te：睾丸　Pu：耻骨
UB：膀胱　Ur：尿道　Rec：直肠

图3-16　对膀胱的观察（纵断像，男性）

探头纵向放置在耻骨上缘，显示出膀胱时进行摆动扫查与平行扫查（图3-16）。经腹扫查时，如图所示膀胱内要有足够的尿液（膀胱充盈法），这是检查中最重要的一点。

11　下腹部正中横断扫查（对膀胱和尿道内口的观察）
（图3-17）

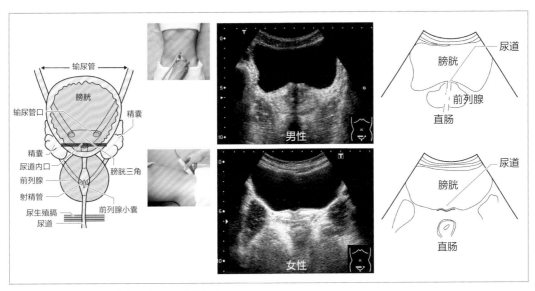

图3-17　对膀胱和尿道内口的观察（横断像）

如图3-17所示将探头放置在耻骨上缘，从上到下进行扫查，相当于从膀胱顶部到底部对膀胱壁进行观察。图3-17中分别显示了男性和女性尿道内口的观察断面。图中显示男性尿道在前列腺内，女性尿道在阴道前面（图3-17）。

12　下腹部正中横断扫查（对膀胱和输尿管口的观察）
（图3-18）

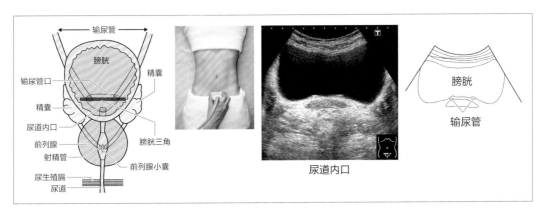

图3-18　对膀胱和输尿管口的观察①

探头的扫查方式与图3-17相同，从观察尿道内口的断面稍微水平向上扫查，左、右输尿管口看起来就像螃蟹的眼睛那样略微突出于膀胱壁（图3-18）。尿道内口和左、右输尿管口间的三角形区域就是膀胱三角。

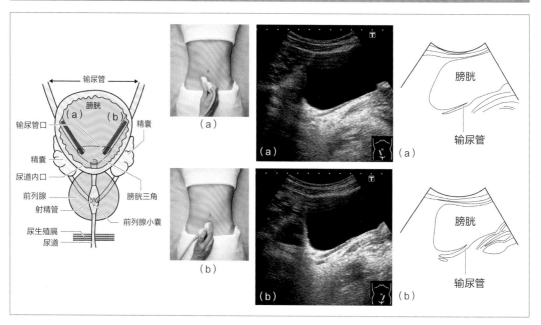

图3-19 对膀胱和输尿管口的观察②

从横断扫查处探头向10点方向（右输尿管口，图3-19a）和2点方向（左输尿管口，图3-19b）倾斜，可观察到左、右输尿管进入膀胱的移行部。如果发现存在肾积水的情况，一定要观察这个断面。

重 点

- 膀胱的腹侧壁容易产生多重反射，膀胱深部易受肠管气体及旁瓣效应的影响，因此要注意调节增益和STC，并变换声束的入射角度等来进行检查。另外，膀胱在充盈差的情况下，会显示膀胱壁增厚，此时要注意不要误诊为膀胱肿瘤、膀胱炎、肉柱性膀胱等。

14 下腹部正中纵断和横断扫查（对膀胱和精囊的观察）
（图3-20）

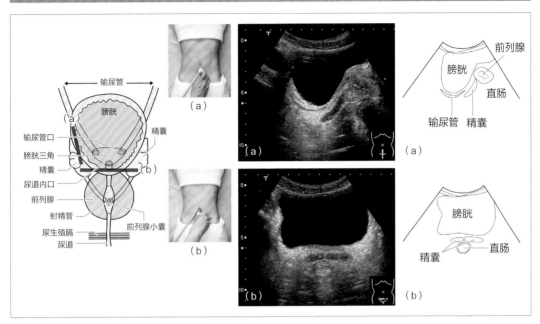

图3-20 对膀胱和精囊的观察

探头扫查方式与图3-16、3-17一样，图中显示的是在膀胱背侧位置对精囊进行纵断扫查（图3-20a）和横断扫查的图像（图3-20b）。精囊是从输尿管口向前列腺扫查的过程中，显示出的左右对称的扁平结构。在横断像中，可以根据左右对称向外扩展的表现进行确认。精囊的病变比较少见，不过也会出现左右不对称的形状，这种情况要注意。

15 下腹部正中纵断和横断扫查（对前列腺的观察）
（图3-21）

探头扫查方式与图3-16、3-17相同，图中分别显示的是膀胱背侧位置的前列腺纵断像（图3-21a）和横断像（图3-21b）。与前文所述的同时可显示膀胱和精囊的断面（图3-16）相比，此时需要对耻骨背面进行重点探查。

要点提示

- 因为从腹壁观察时前列腺位置最深，所以一定要在膀胱充盈状态下进行观察。另外，适当调节增益、STC及焦点位置等也非常重要。

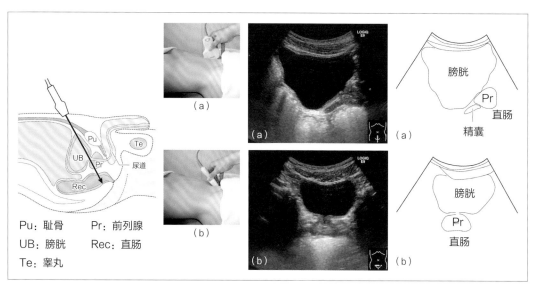

图3-21　对前列腺的观察

- 图3-22显示的是前列腺的一般测量方法，采用将前列腺视为近似椭圆形的计算法，测量膀胱的残尿量时也采用同样的测量方法。但是，这个测量前列腺的方法是以经直肠超声检查为基础的，与经腹扫查未必一致。另外，关于截面大小，左右径35mm、前后径20mm、上下径25mm被认为是正常上限。但是，由于超声检查的局限性，不能仅看数值，也应同时评价前列腺的形状（前列腺增生时呈球形）、向膀胱内突出、左右不对称性等情况。

- 目前，前列腺的结构是根据McNeal解剖图来进行理解，外周区（pcripheral zone，PZ）和中央区（central zone，CZ）一般被称为外腺，前列腺癌多发生在外腺（特别是外周区）。尽管经腹扫查诊断前列腺癌非常困难，但还是要观察前列腺背侧器官（如直肠等）的边界，注意这方面是很重要的。

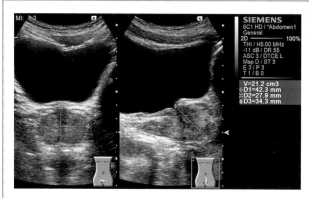

左右径×上下径×前后径×π/6

$4.23 \times 2.79 \times 3.43 \times \pi/6 = 21.2$（cm^3）

前列腺增生的程度	前列腺的体积 /cm^3
轻度	< 20
中度	< 50
重度	≥ 50

注：根据前列腺体积判定前列腺增生的程度（依据前列腺增生诊疗指南）。

图3-22　测量前列腺体积的举例

16 下腹部正中纵断和横断扫查（对子宫和卵巢的观察）
（图3-23）

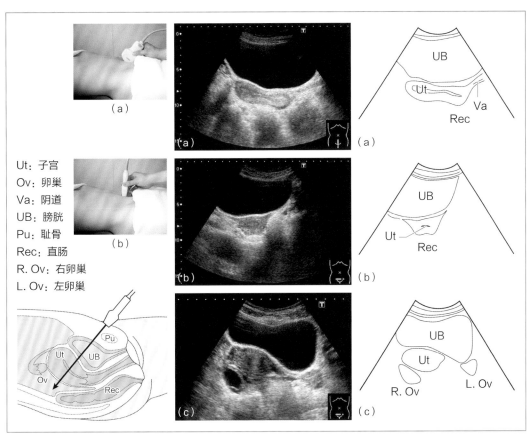

Ut：子宫
Ov：卵巢
Va：阴道
UB：膀胱
Pu：耻骨
Rec：直肠
R. Ov：右卵巢
L. Ov：左卵巢

图3-23 对子宫和卵巢的观察

　　将探头纵行放置在耻骨联合上缘中线上以确认膀胱内的尿量。确认尿量充足的话，将探头左右摆动扫查和平行扫查以确定子宫的倾斜度。同时一边确认子宫内膜的连续性，一边显示子宫长轴图像，测量子宫的最大长度（成人正常值是8cm左右）。将探头左右摆动扫查观察子宫长轴（图3-23a）。将探头向左右倾斜观察卵巢。

　　将探头横向放置在耻骨联合上缘中线上，沿着子宫的长轴从阴道向子宫底行平行和摆动扫查来进行观察（图3-23b）。

　　探头左右移动来进行同样的扫查，对左右卵巢进行观察。显示卵巢的最大断面，在显示出的最大断面上进行左右径与前后径的测量（图3-23c）。

要点提示

　　充盈的膀胱以超过子宫底为宜，膀胱过度充盈会把子宫向后方压迫，因为衰减而变得模糊不清，容易漏掉小的肿瘤。另外，膀胱过度充盈也增加了患者的心理负担，有必要在适当充盈膀胱的状态下进行检查。

（1）子宫的观察方法（图3-24）

子宫的识别是从膀胱背侧的宫颈部开始，一边调整探头的位置与角度，一边进行连续性探查，从子宫体至子宫底进行显示，同时确认内部的子宫内膜。确认子宫时不一定局限在下腹部正中，有时也要向左右倾斜，以宫颈为支点将探头左右摆动。当子宫体至子宫底变得不清时，要从支点开始进行连续扫查，这是比较重要的。

同时，受消化道气体的影响而观察效果不佳时，探头不仅局限于与腹壁垂直，还可以通过向耻骨附近移动，从子宫底方向进行扫查，也可以较清楚地观察（图3-24）。这个扫查方式是对子宫进行观察的基本扫查方式。

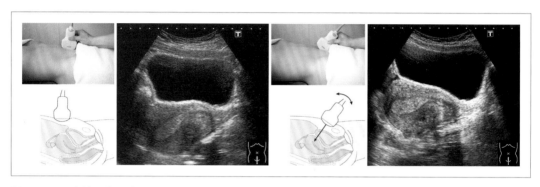

图3-24　子宫的观察方法

（2）膀胱充盈不足的情况下子宫的观察方法（图3-25）

妇科领域的超声检查是以膀胱充盈为基础的，但在充盈欠佳的状态下，也会在压迫扫查的情况下进行观察。因为急剧的压迫扫查会让患者感到十分不适，因此应一边告知患者，一边慢慢地施加压迫，并维持这种压迫的状态，从而排出消化道内的气体。这种压迫扫查方式是超声检查（对胰腺的观察等）中最常用的基本扫查。如果膀胱没有充盈，则不能进行超声检查（图3-25）。

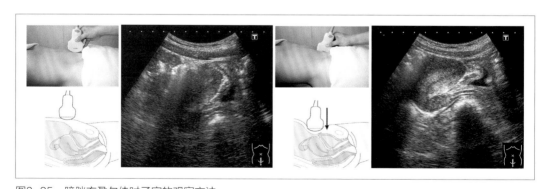

图3-25　膀胱充盈欠佳时子宫的观察方法

（3）卵巢的观察方法（图3-26，3-27）

卵巢是不固定的器官，它位于子宫两侧，通过子宫阔韧带与子宫相连接。此外，子宫被膜和卵巢被膜相连续，卵巢很容易移动，因此不能局限在子宫附近观察卵巢，要注意观察整个下腹部。超声显示的卵巢呈实性略低回声，内部有小囊泡状的卵泡才可以确认是卵巢的回声。成人卵巢的大小：长轴2.5~4.0cm，与长轴垂直的短轴宽度为1~2cm（拇指大小），根据年龄和月经周期变化，卵巢的大小会有变化，闭经后卵巢长径在2.5cm以下。

在实际的扫查中，卵巢多位于子宫体至子宫底的背侧，因此首先应在下腹部横向扫查，在子宫体至子宫底周围寻找。确认一侧卵巢后，将探头向对侧倾斜，以膀胱作为透声窗来观察对侧卵巢（图3-26）。另外，在膀胱充盈差的情况下，寻找卵巢的技巧是在髂内、外动静脉背侧形成的卵巢窝中进行寻找（图3-27）。以血管腔作为透声窗来消除多重反射的影响，可清楚地显示卵巢。按照这种扫查方式，对于小儿和闭经等原因导致卵巢萎缩的情况，大部分也是可以识别的。

卵巢的识别在女性下腹痛的检查时非常重要。仔细观察子宫、卵巢可除外较多的妇科疾病，请务必学会。

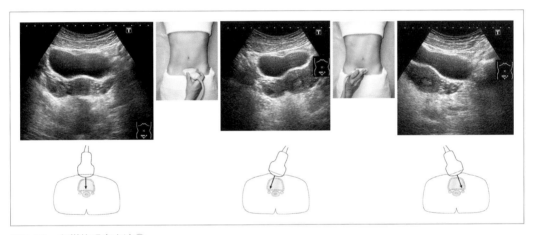

图3-26 卵巢的观察方法①

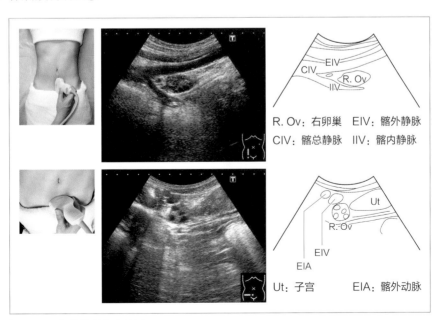

图3-27 卵巢的观察方法②

（4）子宫、卵巢的生理（图3-28）

随着性周期的变化，子宫和卵巢的图像会有所变化，必须牢记这种变化并应用到检查中。子宫体腔内呈性周期变化的部分是功能层，不发生变化的是基底层。增殖期的子宫内膜比肌层回声低，显示子宫腔内呈细线状的高回声（呈舟状形态）。到排卵前，子宫内膜周边区域的回声水平逐渐上升，显示出清晰的环状高回声像（呈树叶状形态）。分泌期初期，子宫腔的回声水平下降，全部内膜的回声水平开始上升。而分泌期中期以后，子宫内膜的回声水平显著上升（呈蝌蚪状形态）。

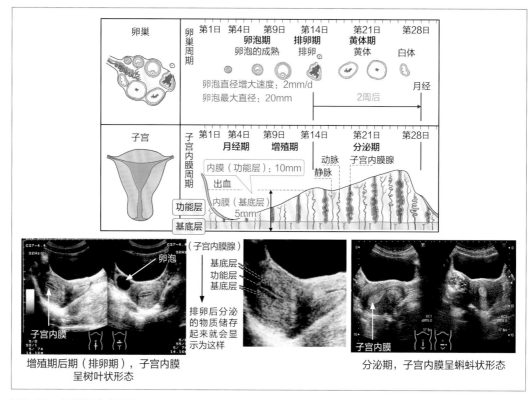

图3-28　月经的形成机制

重　点

- 子宫是由左右各一的中肾旁管（又称米勒管）愈合而发育形成的，中肾旁管是只在胎儿时期才具有的管状结构。子宫是女性生殖器的一部分。但不论是男性还是女性，在胎儿期时均形成中肾旁管，这是在卵巢（男性是睾丸）和总泄殖腔之间走行的左右各一的管道，因为其旁边有沃尔夫管（又称中肾管）走行，所以命名为"中肾旁管"。之后，男性的中肾旁管出现退化，而女性的中肾旁管则进一步发育，在总泄殖腔的下半部分左右融合，形成一个管道。卵巢侧没有融合的部分发育成输卵管，左右融合的部分发育成子宫和阴道。而男性生殖器官的一部分，不是由中肾旁管而是由沃尔夫管（中肾管）发育而成的。根据以上情况，在这些发育过程中（胎儿期8~16周），如果中肾旁管未融合或管腔形状出现异常，则会导致子宫形态的异常。同时，由于经常并发泌尿系统的异常，所以在观察到畸形等异常情况时，需要同时检查泌尿系统和妇科领域。

17 对睾丸的观察（图3-29）

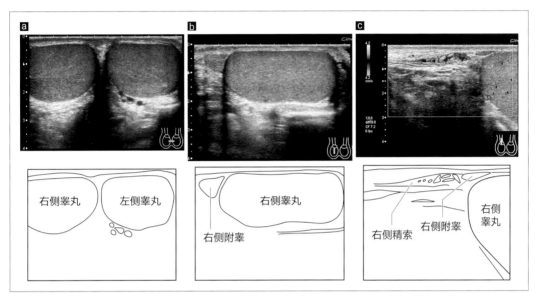

图3-29　对睾丸的观察

使用中心频率为7MHz以上的高频线阵型探头。通常采取仰卧位，双下肢稍分开，在阴囊后面放置一次性的纸巾等，耦合剂以不向下流动为宜。将探头从阴囊正中下方到上方进行横断扫查，同时观察两侧的阴囊内容物（图3-29a）。然后纵断扫查，对比观察左、右阴囊内容物（图3-29b）。观察内容包括睾丸的大小和内部回声像、附睾有无肿大、阴囊内有无积液，必要时应用彩色多普勒观察睾丸的血供情况。如果怀疑有精索静脉曲张，做Valsalva动作来进行确认（图3-29c）。

要点提示

- 检查时的注意事项：首先，阴囊内容物容易受探头压迫而变形，所以在进行测量时一定要注意。特别是急性阴囊疾病伴有疼痛的症状时，探头的压迫会增强疼痛感，使得检查变得困难。为了防止这种压迫，可采取如下方法。①让阴囊皮肤充分伸展（避免在冷的地方进行检查）。②将足量的耦合剂涂抹于阴囊皮肤上（耦合剂以难以流动或使用固态的耦合剂为宜）。③对于阴囊疼痛严重的患者，在探头与阴囊皮肤之间涂抹较多的耦合剂，避免探头与阴囊直接接触等。

肾、子宫、前列腺的异常图像

肾积水

肾积水是由于尿液的通过障碍或膀胱的过度充盈，膀胱内压上升，肾盂、肾盏、输尿管扩张的疾病。病因有结石或凝血块引起的尿路狭窄或闭塞，以及肾盂、输尿管、卵巢的肿瘤等。重度肾积水时，肾盂、肾盏扩大，呈囊泡样，肾实质变薄。输尿管扩张称为输尿管积水。

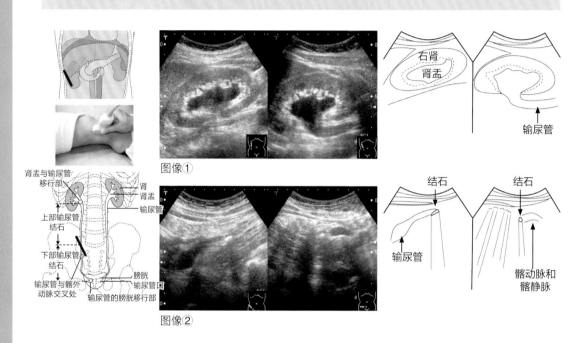

图像①

图像②

右肾
肾盂
输尿管

结石　结石
输尿管
髂动脉和髂静脉

肾盂与输尿管移行部
肾
肾盂
输尿管
上部输尿管结石
下部输尿管结石
输尿管与髂外动脉交叉处
输尿管的膀胱移行部
膀胱
输尿管口

这些图像中的回声所见

① 右肾的肾盂扩张。

② 从肾盂与输尿管移行部向下的输尿管也扩张（输尿管积水）。

③ 输尿管积水一直延伸到输尿管与髂外动脉交叉处，在移行部可显示伴有弱声影的强回声结石。

认识肾积水时的注意要点

① 输尿管结石导致的肾积水，注意要在输尿管的生理性狭窄部位（即肾盂与输尿管移行部、输尿管与髂外动脉交叉处和输尿管的膀胱移行部）寻找结石，多会有所发现。

② 引起肾积水的疾病，除了输尿管结石以外，还有肾盂和输尿管肿瘤，以及腹膜后肿瘤（包括淋巴转移）、腹膜后纤维化、膀胱癌、神经源性膀胱、重度前列腺增生等，原因很多，不仅仅局限在肾，一定要确认肾周围有无病变。

本例的回声所见总结

右肾的肾盂扩张与输尿管积水。输尿管的扩张延伸到输尿管与髂外动脉交叉处，在同一部位发现结石影像。

要点提示　肾积水的分类

肾积水分为轻度、中度、重度。轻度仅限于肾盂的轻度扩张（中心部高回声的分离）；中度为肾盂和肾盏的扩张；重度为肾盂、肾盏明显扩张，肾实质的厚度减小。

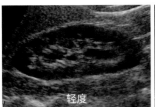
轻度
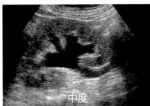
中度
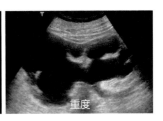
重度

肾良性肿瘤（肾血管平滑肌脂肪瘤）

肾血管平滑肌脂肪瘤是最常见的肾良性肿瘤，好发于中年女性，由血管、脂肪与肌肉成分混合而成（错构瘤），没有被膜。该肿瘤通常发生于一侧，大多是单发性，但合并结节性硬化症的患者多为双侧发生。在肿瘤较大（4cm以上）的情况下，与肾细胞癌一样，有时会引起肿瘤破裂和肿瘤内出血。

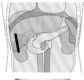
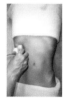
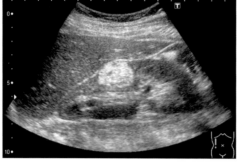
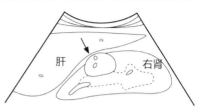

图像①

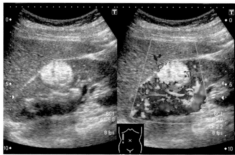
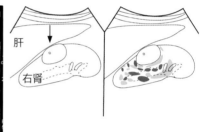

图像②

这些图像中的回声所见

① 30mm×20mm的高回声肿瘤。

② 肿瘤边界呈锯齿状和细小的不规则形态。

③ 内部回声是与肾盂中心部高回声相同程度的高回声，大致均匀。

④ 彩色多普勒显示肿瘤内部血流信号很少。

这些图像以外的回声所见

① 肌肉成分多，肾实质等回声部分增多，不均匀。

② 增大后内部回声不均匀，并突出于肾外，使肾边缘不规则。

③ 增大后深部回声的减弱或多重反射等引起肿瘤后方的轮廓不清和回声增强（又称伪影）。

④ 没有边缘低回声带，不形成被膜。

本例的回声所见总结

右肾内与肾盂中心部高回声相同程度的高回声肿瘤，内部回声比较均匀。外形呈类圆形，肿瘤边界呈锯齿状和细小的不规则形态。彩色多普勒显示肿瘤内部血流信号很少。没有肾积水。

肾恶性肿瘤（肾细胞癌）

　　来源于肾的恶性肿瘤中，80%～90%是近曲小管细胞来源的肾细胞癌，所以一般认为肾细胞癌是发生于近曲小管上皮细胞的恶性肿瘤。病理学上肾细胞癌分为透明细胞癌、乳头状癌、嫌色细胞癌、纺锤状细胞癌（肉瘤样癌）、集合管癌等，其中透明细胞癌最常见，约占70%。高龄（50～70岁）者多发，男女比例为（2～3）：1，是男性多发的肿瘤。最近在无症状（肾细胞癌的3个典型的特征为血尿、腹部肿块、疼痛）人群中，出现了很多在健康体检和检查或其他疾病随访观察过程中偶然发现肾细胞癌的病例，这样的病例预后当然很好，超声检查的作用非常重要。

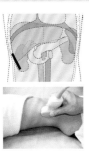
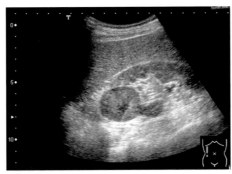
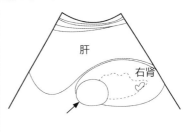

图像①

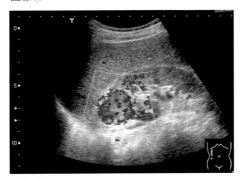
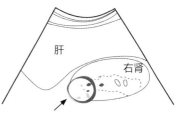

图像②

这些图像中的回声所见

①35mm×30mm且向肾外突出的肿瘤。

②肿瘤呈类圆形，边界清楚。

③内部回声与皮质相等或呈低回声，不均匀。

④彩色多普勒显示在肿瘤内部及肿瘤边界处有血流信号。

这些图像以外的特征性回声所见

①内部回声可表现为高回声、等回声至低回声、不均匀、囊泡形。

②小于30mm的小肾细胞癌有呈高回声的倾向，但是大部分表现为比肾实质的回声还要低。

③ 随着肿瘤直径的增大，多数肿瘤的内部回声变得不均匀（有时也会伴有钙化）。

④ 向肾外突出的大肿瘤，其边缘不整齐。

⑤ 肿瘤边界内侧的边缘低回声带（假被膜形成的声晕），多见于高回声和不均匀的肿瘤。

⑥ 随着肿瘤直径的增大，囊性变会增多。

⑦ 有时可形成肾静脉瘤栓。

本例的回声所见总结

右肾上极可见向肾外突出的肿瘤。肿瘤呈类圆形，轮廓清楚。肿瘤的内部回声与肾皮质回声几乎相等，稍不均匀。彩色多普勒检查在肿瘤内部和肿瘤边缘显示有丰富的血流信号围绕。

要点提示 肾血管平滑肌脂肪瘤（AML）与肾细胞癌（RCC）的鉴别要点

当在肾中发现了高回声肿瘤时，如何鉴别肾细胞癌（renal cell carcinoma，RCC）和肾血管平滑肌脂肪瘤（angiomyolipoma，AML）就成了问题，可以从以下几个方面进行鉴别。

① 与RCC相比，AML的内部回声强度更高。与肾脏中心部高回声（central echocomplex，CEC）相比，如果肿瘤的回声比中心部高回声要低，则怀疑为RCC；如果肿瘤的回声高于中心部高回声，则怀疑为AML。

② AML中几乎没有肿瘤内囊性回声和边缘低回声带（晕圈）。在小的AML中，内部高回声分布均匀，可显示出边界清晰的肿瘤外形。

③ 在大多数RCC病例中，肿瘤一般向肾表面突出；但在AML中，只有大的肿瘤才向肾外突出。

④ 应用彩色多普勒法显示时，RCC中经常可见明显的血流信号；但在AML中很少发现有血流信号，即使存在血流信号，也很微弱。

⑤ 虽然RCC是增长速度很慢的缓慢发育的肿瘤，但AML的增长速度更慢。

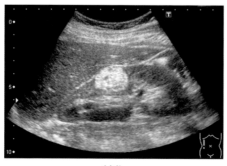

AML

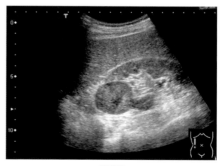

RCC

子宫肌瘤

　　子宫肌瘤是子宫最常见的肿瘤性疾病。如果包含微小的子宫肌瘤，那么约90%的女性都有子宫肌瘤。据统计，在切除的子宫中约75%都有肌瘤。其中有症状（腹部肿物、月经过多、不孕、痛经）者占30%~35%。子宫肌瘤根据其发生部位分为体部肌瘤、颈部肌瘤，约90%发生在体部。子宫颈部肌瘤使与阴道回声相连续的子宫颈变形，可以被视为肿瘤来进行观察。另外，根据与肌层的位置关系，子宫肌瘤还可分为浆膜下肌瘤、肌壁间肌瘤、黏膜下肌瘤。

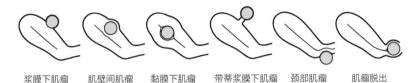

浆膜下肌瘤　　肌壁间肌瘤　　黏膜下肌瘤　　带蒂浆膜下肌瘤　　颈部肌瘤　　肌瘤脱出

肌瘤的种类

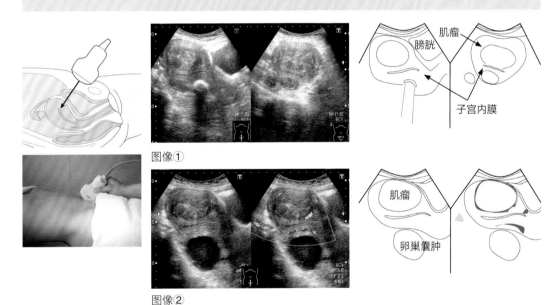

图像①

图像②

这些图像中的回声所见

① 子宫增大（117mm × 72mm × 62mm）。

② 子宫内膜没有增厚。

③ 子宫体部前壁50mm × 55mm × 35mm的肿瘤。

④ 肿瘤内部回声不规则（旋涡状）。

⑤ 体部后壁存在与前壁形状相同的肿瘤。

⑥ 另外，肿瘤呈高回声伴声影。

⑦ 彩色多普勒显示在肿瘤周边及肿瘤内缺乏血流信号。

⑧ 直肠子宫陷凹内可及40mm × 45mm的囊性肿瘤。

这些图像以外的特征性回声所见

① 肌瘤一般分界清楚，内部回声呈旋涡状。

② 浆膜下肌瘤呈向外发育的特征，因为子宫本身的形状多不会发生变化，所以对子宫周围也一定要确认（要与卵巢纤维瘤等卵巢实性肿瘤相鉴别）。

③ 黏膜下肌瘤是与子宫内膜分离的肿瘤。

④ 肌壁间肌瘤和黏膜下肌瘤的直径比较小时，内部回声多显示为比周围肌层还要低的低回声。

⑤ 肌瘤可显示出各种各样的变性。在玻璃样变性和红色变性中，显示为弥漫性低回声或高回声区与低回声区混在一起的混合型内部回声（图像③）。坏死和囊性变显示为肌瘤内的无回声区。出现钙化时则显示为强回声，后方伴声影（图像④）。

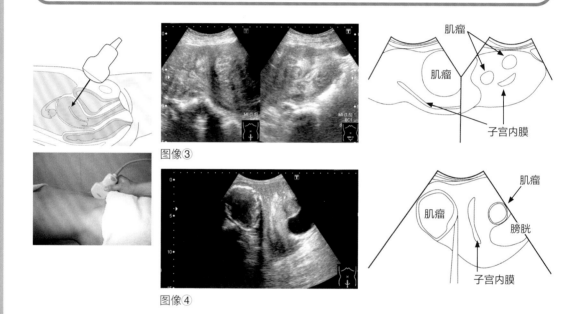

图像③

图像④

本例的回声所见总结

显示子宫存在肿瘤，子宫增大。子宫内膜没有出现增厚。体部前壁的肿瘤边界清楚，内部回声不均，略呈旋涡状结构。彩色多普勒显示在肿瘤边缘有血流信号，但是在肿瘤内部没有血流。另外在体部后壁同样也显示有肿瘤，并且内部有强回声，后方伴声影。直肠子宫陷凹内可及卵巢囊肿。在卵巢囊肿内部可及点状高回声，可疑为子宫内膜异位症。

要点提示　子宫肌瘤与子宫肉瘤的鉴别要点

目前，术前鉴别子宫肌瘤与子宫肉瘤是很困难的，但超声检查作为筛查手段占据着重要的位置。当出现以下表现时可以怀疑为肉瘤。

【提示可能为肉瘤的表现】

① 显示快速增大（特别是闭经后）。

② 肿瘤巨大。

③ 显示为高回声，内部回声不规则，出现不规则形囊性结构等可疑变性、坏死表现。

④ 肿瘤的边界不清楚，显示为分叶状的不规则外形。

另外，在多普勒检查中，子宫肌瘤内的血流非常缺乏，即使是大的肌瘤，也常在多普勒检查中没有发现血流像。而另一方面，子宫体癌和子宫肉瘤大多可在整个肿瘤内观察到明显的血流像，特别是子宫肉瘤的彩色多普勒检查可在肿瘤内部显示出马赛克状的血流信号，能量多普勒能够看到内部很多呈树枝状分布的丰富的血流信号。而子宫肌瘤的血流主要是在肌瘤周围可以观察到（图像②），内部血流匮乏，很多是分支较少的直线状或弓状的血流信号。此外，肿瘤内血流的阻力指数（resistance index，RI）对于肌瘤与癌、肉瘤的鉴别也具有价值。有报道，癌和肉瘤的RI值是0.37 ± 0.03，肌瘤是0.54 ± 0.12，与肌瘤相比，肉瘤的RI值明显要低。但是，这些数值始终被认为是参考值，尚未确定。

前列腺增生

增生的前列腺可导致尿频、尿失禁等排尿障碍的自觉症状。增生的程度与症状的严重程度不一定成比例。前列腺增生的患者会出现尿道、会阴部的不适感，尿频、夜尿增多、开始排尿的延迟、排尿时间的延长等症状。随着病情的进展，排尿障碍逐渐加重，残余尿增多。饮酒或某些药物有时会导致尿潴留，如果进一步恶化，就会引起充溢性尿失禁和肾功能恶化。

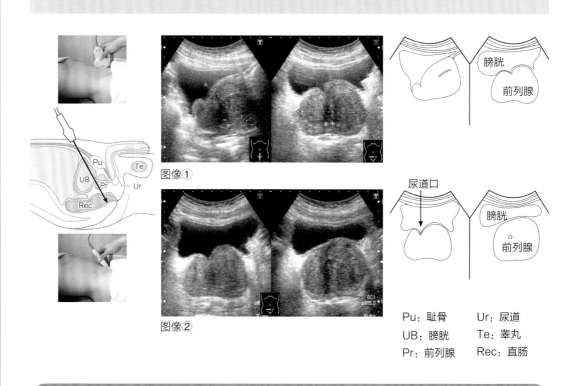

图像①

图像②

Pu：耻骨　　Ur：尿道
UB：膀胱　　Te：睾丸
Pr：前列腺　Rec：直肠

这些图像中的回声所见

① 前列腺的外形近似球形，前列腺增生。

② 前列腺的大小为7.1cm×4.9cm×6.0cm，推算体积约为109ml（7.1×4.9×6.0×π/6），为重度前列腺增生。

③ 尿道口偏移。

④ 内部回声不均匀。

前列腺的观察要点

① 前列腺的体积测定：除了前面所述的计算方法以外，也可以在横断面图像中显示出最大的前后径（H）、左右径（W），在纵断面图像中显示出最大的上下径（L），分别进行测量；也可按椭圆体体积进一步简化，计算方法为$0.5 \times H \times W \times L$。

② 外形（球形，左右对称性歪斜）。

③ 向膀胱内突出，尖部的左右呈对称性歪斜。

④ 前列腺内的回声不均匀或存在低回声区域。

⑤ 注意精囊是否呈左右对称性的变形或肿大。

⑥ 注意有无与直肠之间脂肪层的断裂。

⑦ 注意有无向膀胱壁的浸润。

本例的回声所见总结

前列腺由原来正常的左右对称、稍呈三角形的栗子形，变为接近球形。推算前列腺的体积超过100ml，尿道口也出现了偏移。前列腺与膀胱、直肠的分界清楚。

要点提示　与前列腺癌的鉴别

前列腺癌的好发部位是外周区（PZ）。而前列腺增生是以尿道周围的移行区（TZ）增生为主。前列腺癌时，肿瘤容易从好发部位PZ向精囊、直肠等浸润，骨转移的发生率很高。超声检查中前后径对诊断前列腺增生有重要的意义，左右不对称、表面凹凸不平、与周围内脏器官的界限变得模糊等对诊断也有价值。前列腺增生时，其内部射精管或移行区的纤维组织呈形态不规则的低回声，经腹部超声检查一般难以与前列腺癌进行鉴别。

【第三章的缩略语】

Ao：aorta，主动脉（腹主动脉）

CIV：common iliac vein，髂总静脉

Co：colon，结肠

Du：duodenum，十二指肠

EIA：external iliac artery，髂外动脉

EIV：external iliac vein，髂外静脉

GB：gallbladder，胆囊

IIV：internal iliac vein，髂内静脉

IVC：inferior vena cava，下腔静脉

Je：jejunum，空肠

L. ad：left adrenal gland，左肾上腺

L. Kid：left kidney，左肾

Lu：lung，肺

Ov：ovary，卵巢

Panc：pancreas，胰腺

Pr：prostate，前列腺

Pu：pubis，耻骨

PV：portal vein，肝门静脉

PZ：peripheral zone，外周区

R. ad：right adrenal gland，右肾上腺

R. Kid：right kidney，右肾

R. Ov：right ovary，右卵巢

Rec：rectum，直肠

Se：seminal vesicle，精囊

SMA：superior mesenteric artery，肠系膜上动脉

Sp：spleen，脾

SPV：splenic vein，脾静脉

St：stomach，胃

Te：testis，睾丸

TZ：transition zone，移行区

UB：urinary bladder，膀胱

Ur：urethra，尿道

Ut：uterus，子宫

Va：vagina，阴道

第四章

消化道

浅野幸宏，長谷川雄一

对消化道的扫查，采取边跟踪气体、边连续观察的系统扫查方法。理解解剖学的特征，在特定位置对腹部食管、十二指肠、升结肠、降结肠、直肠进行确认，这一点非常重要。扫查时如果产生了疑惑，要回到特定位置，明确解剖学的位置关系并养成好习惯。

上消化道

食管

1 颈部食管（图4-1, 4-2）

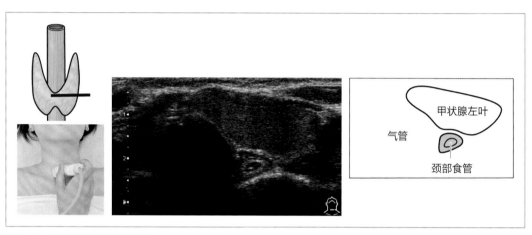

图4-1 颈部食管（短轴断面）

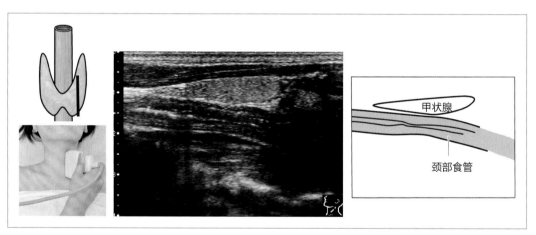

图4-2 颈部食管（长轴断面）

① 颈部食管位于甲状腺左叶的背侧。

② 显示出甲状腺左叶后，探查其背侧的空腔脏器。

③ 显示食管时如果有疑惑，可采用长轴断面，让被检者做吞咽动作，通过观察其活动来判断（图4-2）。

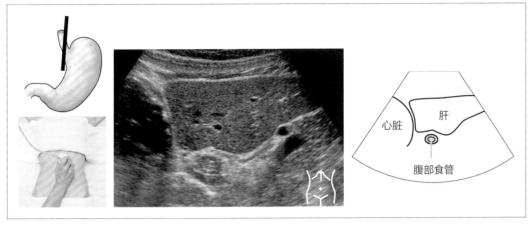

图4-3 腹部食管

剑突下纵断扫查，在肝左叶与腹主动脉之间可显示腹部食管。

要点提示 ①

- 剑突下纵断扫查时，一边嘱被检者深吸气，一边将探头倾斜扫查以显示心脏（扇形扫查）。
- 之后，在同样的位置将探头慢慢直立，因为腹部食管肯定在肝左叶与腹主动脉之间通过，所以即使对于较肥胖的人，也不容易漏诊。

要点提示 ②

消化道的层次结构（图4-4）

胃肠的正常层次结构，从腔内到腔外可显示出五个不同的回声强度，与组织学上的对比也大体上得到了共识。即第一层黏膜面的高回声（腔内与黏膜面的分界回声），第二层（黏膜肌层，包含黏膜面）为低回声，第三层（黏膜下层）为高回声，第四层（固有肌层）为低回声，第五层为高回声（浆膜层与界面回声），可显示出这样五层结构。另外对于层次结构的判读，在五层结构显示不明确的情况下，黏膜下层的高回声带对于判断层次结构非常有帮助。

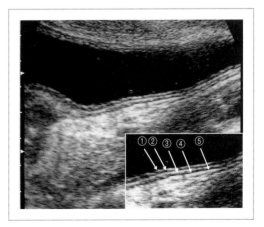

图4-4 胃壁的五层结构（饮用脱气水）

胃和十二指肠

1 胃与食管的连接部（胃贲门部）(图4-5)

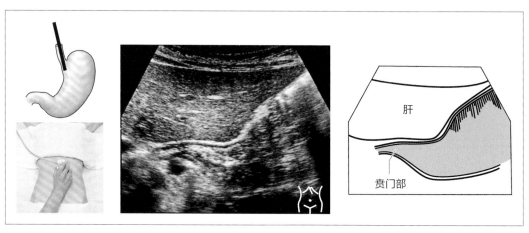

图4-5 胃与食管的连接部（胃贲门部）

① 从腹部食管的显示位置，将探头倾斜（扇形扫查），腔内比较宽阔的胃与食管的连接部（胃贲门部）就可显示出来。

② 这一部位呈鸟嘴状，所以被称为"鸟嘴征（beak sign）"。

2 胃体部(图4-6)

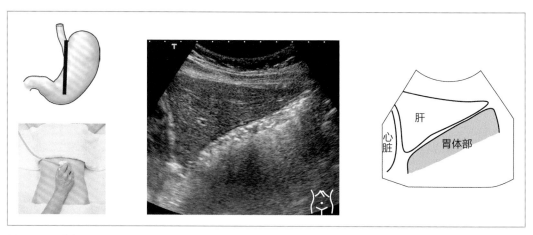

图4-6 胃体部

如果能良好地显示出胃贲门部，将探头连续移动追踪扫查可显示胃窦部。

- 因为胃体部是弯曲的，不容易观察，所以在深吸气时一边让胃扩张，一边沿第四层（固有肌层）的连续性低回声追踪。剑突部纵向扫查可在同一断面显示腹部食管（左侧箭头）和胃窦部（右侧箭头）。根据笔者的经验，通过深吸气可使两者显示得更加清楚（图4-7）。

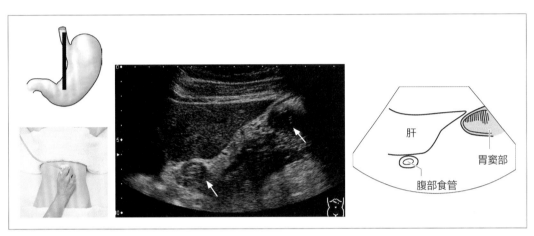

图4-7 腹部食管与胃窦部

3 胃角部（图4-8）

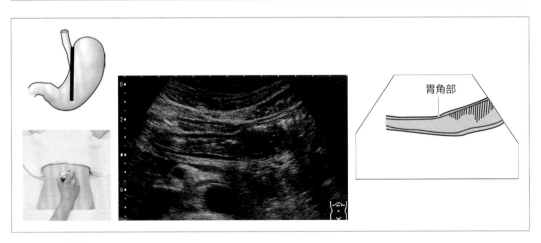

图4-8 胃角部

沿胃体部连续性追踪，走行方向（角度）发生变化的部位就是胃角部。但是，准确地判断不是件容易的事。

4 胃窦部 (图4-9)

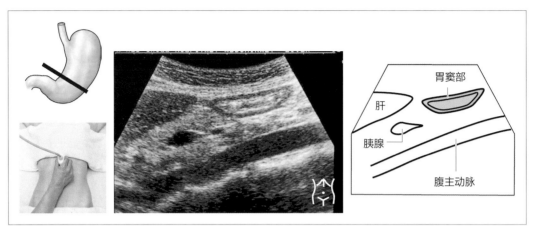

图4-9 胃窦部

从胃角部开始扫查,将探头从正中向一侧边移动,边连续性追踪。

要点提示

• 胃角部的连续性是能够被确认的,正中纵向扫查时在肝左叶的足侧可显示胃窦部的横断像,所以在此位置向头侧或向足侧连续扫查很有用。而且胃窦部在腹腔内的位置表浅,使用高频探头可详细观察其层次结构。

5 胃幽门部至十二指肠球部 (图4-10)

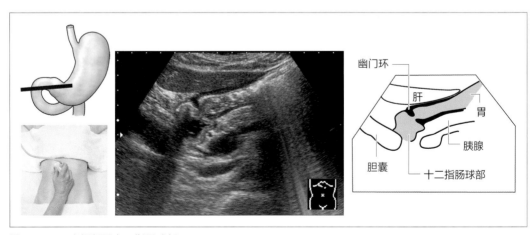

图4-10 胃幽门部至十二指肠球部

① 从显示胃窦部的位置将探头向被检者的右侧移动。

②层次结构中最醒目的第四层（固有肌层）相对最厚的部位是幽门管。

③从幽门管处开始，特别是第四层（固有肌层）厚度发生变化（变薄）的部位是十二指肠球部。

要点提示

- 幽门部的胃壁和十二指肠球部有差异，壁的厚度，特别是固有肌层的厚度有很大的不同。因此，要显示十二指肠球部时，一定要良好地显示出幽门管，这是十分必要的。而且饮水和右侧卧位有助于鉴别。

- 肥厚性幽门狭窄是一种从新生儿期开始到婴儿期早期发生的疾病，发病机制为幽门肌肥厚导致胃内容物通过受阻。不做任何准备进行检查也是可以的，如果要进行详细观察，最好是用奶瓶喝糖水之后。对于病变的观察，婴儿宜采用右侧卧位。典型的超声图像：长轴像显示幽门管狭小，肥厚的幽门环行肌向胃窦部突出，像显示的子宫颈一样。幽门肌厚度4mm以上、幽门管长14mm以上可明确诊断。

6 十二指肠降部（图4-11）

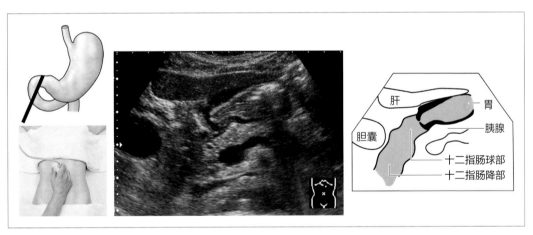

图4-11 十二指肠降部

从十二指肠球部向下，十二指肠降部包围胰头部，呈"C"字形。

要点提示

- 尽管十二指肠降部是发病率较低的部位，但是要仔细地观察肝胰壶腹（Vater壶腹）乳头部和胰头部周围，因为这有助于检测乳头部病变或胰头病变。

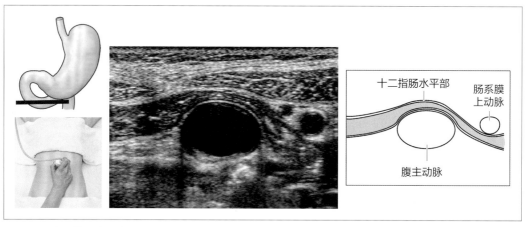

图4-12 十二指肠水平部

① 沿十二指肠降部追踪，走行方向变为横向的部分即十二指肠水平部。

② 十二指肠水平部是在腹主动脉与肠系膜上动脉之间走行的唯一的消化道。

要点提示 ①

- 根据解剖学特征，在探头显示胰体部时向足侧方向移动，就可较好地显示在肠系膜上动脉和大动脉之间走行的消化道。

要点提示 ②

要记住肠系膜上动脉综合征

十二指肠水平部的前方是肠系膜上动脉，后方是腹主动脉及脊柱。肠系膜上动脉综合征（肠系膜上动脉性十二指肠闭塞）是由于十二指肠水平部被肠系膜上动脉压迫而发生闭塞，引起呕吐和腹胀等肠梗阻症状的疾病。15~30岁较瘦的女性容易患此病。导致肠系膜上动脉综合征的因素包括体型瘦和内脏下垂、脊柱前凸增大、腹壁松弛等身体因素，这些因素会使肠系膜上动脉和腹主动脉的夹角变得比较锐利。

下消化道

小肠

1 空肠（图4-13）

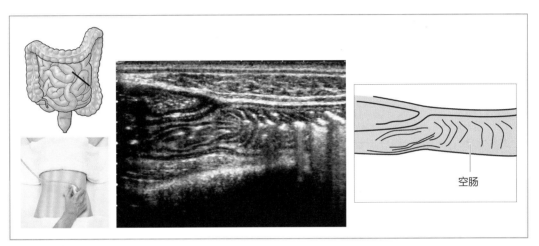

图4-13　空肠

在左上腹部扫查，显示有高而密的Kerckring皱襞且蠕动活跃的消化道就是空肠。

要点提示

- 名称的由来：餐后内容物停留时间较短，很快排空。
- 与回肠的移行部有少量内容物，皱襞的高度变低，密度也变得稀疏。

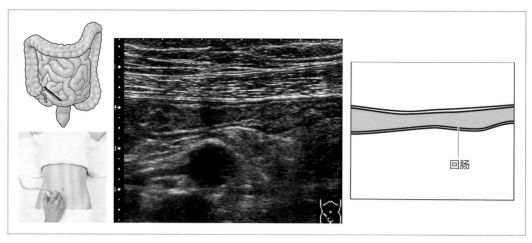

图4-14 回肠

① 在右下腹部扫查，与空肠比较，Kerckring皱襞不明显，但是蠕动非常活跃的消化道就是回肠。

② 回肠末端作为与盲肠相连续的空腔脏器，可显示出来。

要点提示

- 与空肠和回肠有关的系统性扫查比较难。二者从左上腹到右下腹由肠系膜附着，以此为分界，空肠在左上腹部，回肠在右下腹部，并且都是蠕动活跃的消化道。有必要尽量在全部区域内一边压迫，一边观察。
- 回肠末端（回盲部）系统扫查可能的范围，参见"回盲部和阑尾"。
- 回肠末端与其他部位相比较，淋巴滤泡比第二层（黏膜层）还要厚，这是其特征。

结肠和直肠

1　升结肠（图4-15，4-16）

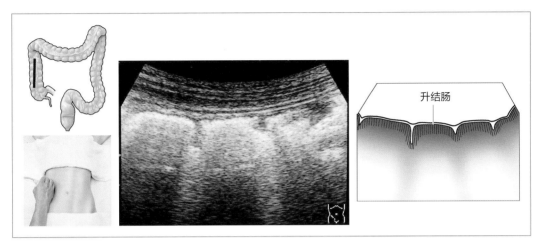

图4-15　升结肠

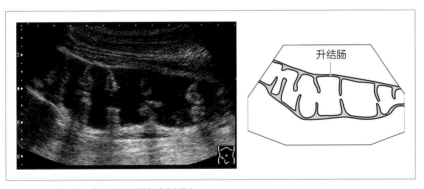

图4-16　升结肠（服用肠道清洁剂后）

　　① 升结肠在右侧腹部扫查时显示为具有间断性的隆起（结肠隆起），内容物呈散乱的多重反射的管腔脏器。

　　② 根据横断扫查，升结肠被确认为腹腔内最外侧、最背侧的消化道。

　　③ 结肠内镜检查前口服肠道清洁剂，扩张的肠道内可呈现出无回声的清洁剂（图4-16）。

要点提示

- 横结肠是有下垂的，升结肠和降结肠是平行走行的，根据这两点，所以一定要满足2个条件才可以确认为升结肠，即位于最外侧、最背侧的空腔脏器。也就是说，在升（降）结肠的外侧和背侧都看不到其他消化道。

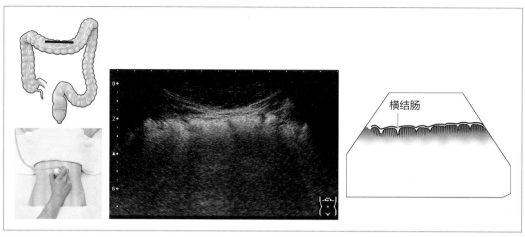

图4-17 横结肠

　　探头从升结肠向头侧连续扫查，在肝部出现弯曲，从肝曲部向被检者的左侧横向连续扫查，显示出来的空腔脏器就是横结肠（正常情况下能显示完全还是比较困难的）。

要点提示

- 剑突下纵行扫查显示胃窦部，探头保持这个方向不变并向足侧移动，就可显示作为空腔脏器的横结肠。必须切换成横断扫查进行进一步确认。另外，也可以显示小肠，其蠕动活跃且具有间断性的隆起，所以需要注意鉴别（图4-18）。

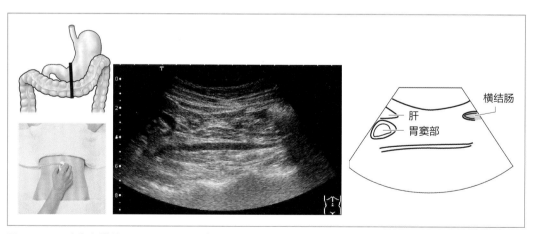

图4-18 胃窦部与横结肠

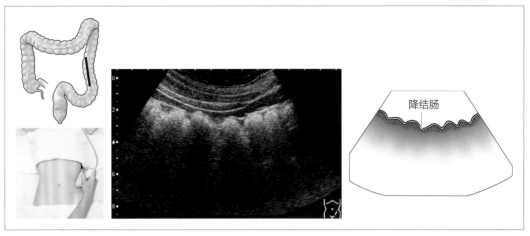

图4-19　降结肠

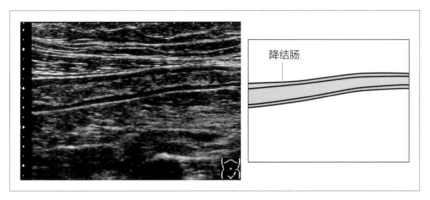

图4-20　降结肠（肠腔内呈空虚状态）

① 降结肠与升结肠是左右对称的。

② 在左侧腹部走行较直。

③ 根据与升结肠同样的横断扫查，确认为腹腔内位于最外侧、最背侧的消化道。

④ 在多数情况下，降结肠内是排空的，并且在排便后更利于观察层次构造，所以更适合使用高频探头来观察其层次结构（图4-20）。

要点提示

小肠与结肠、直肠的鉴别

小肠内的气体和固体内容物较少，蠕动活跃。而结肠和直肠内的气体和固体内容物丰富，蠕动较缓慢。

4 乙状结肠（图4-21）

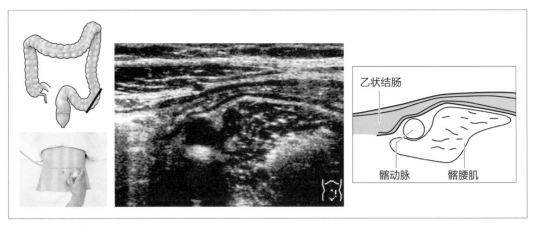

图4-21 乙状结肠

　　① 从降结肠连续追踪，走行方向发生变化并跨越髂腰肌进入盆腔的消化道就是乙状结肠。

　　② 虽然系统扫查比较困难，但在可能的范围内，对不活动的气体边压迫，边追踪。

5 直肠（图4-22）

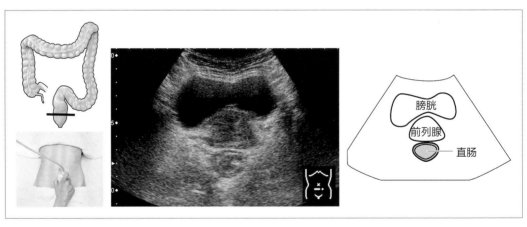

图4-22 直肠

　　① 男性的直肠位于前列腺及精囊的背侧，女性的直肠位于子宫及阴道的背侧。

　　② 因为直肠的位置比较深，多显示困难，所以适当充盈膀胱有利于观察。

　　③ 显示出直肠样空腔脏器，纵断横断扫查进行确认。

回盲部和阑尾

局部解剖见图4-23。

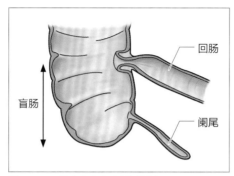

图4-23 回盲部和阑尾的解剖

1 回肠末端至Bauhin瓣（回盲瓣）（图4-24）

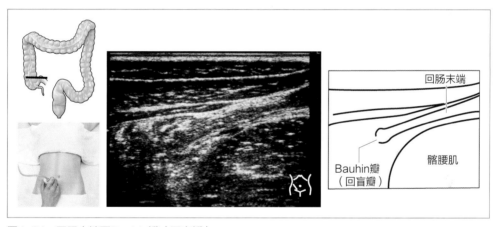

图4-24 回肠末端至Bauhin瓣（回盲瓣）

① 横断扫查，探头从升结肠向足侧沿气体连续追踪可显示一个盲端。

② 在髂腰肌前面横向走行，骨盆腔内与升结肠相连续的空腔脏器即回肠末端，在该部位能看到Bauhin瓣（回盲瓣）。

要点提示

- 判断回盲部时，必须首先正确识别升结肠。探头一边对升结肠进行横断扫查，一边向足侧移动，在髂腰肌前面横向走行且与升结肠相连续的空腔脏器即回肠末端。

- Bauhin瓣（回盲瓣）的形态因人而异，通常是在阑尾开口部比较隆起的位置。Bauhin瓣（回盲瓣）的识别是显示阑尾的重点。

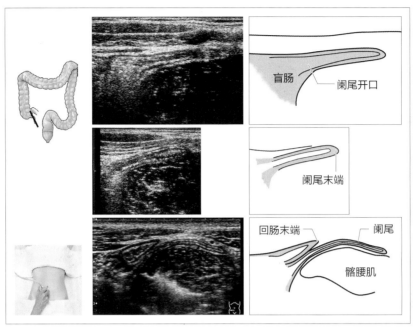

图4-25　阑尾

①Bauhin瓣（回盲瓣）大体上是同侧足侧方向的阑尾开口的识别点。宜将探头稍微朝向足侧进行左右摆动扫查来寻找。

② 从阑尾开口部开始连续性追踪扫查，显示出鸟嘴状的空腔脏器就是阑尾。

③ 阑尾的走行因人而异，从阑尾开口部认真地进行连续追踪扫查，一定要扫查至盲端（正常时呈闭合状态）再结束。

④ 如果遇到蛇行样阑尾，在显示出直线状的基础上进行短轴扫查，一段一段地连续性追踪，以确认盲端。

要点提示 ①

移动性盲肠（mobile cecum）

虽然升结肠是固定于后腹膜的，但是盲肠的固定程度不同。因此，盲肠本身也有呈移动性的情况。这时显示阑尾就比较困难，变换体位是有效的办法，在侧卧位下观察效果会好些。

要点提示 ②

- 阑尾与回肠的鉴别要点：阑尾与盲肠相连，呈平缓的鸟嘴状；回肠末端（回盲瓣附近）呈蘑菇状，阑尾的末端是盲端（不能确认盲端时，连续的肠管考虑为回肠）；阑尾的蠕动罕见，而回肠呈蠕动状态。以上这些均可作为鉴别时的参考。

消化道的异常图像

食管癌

食管癌是原发于食管的恶性上皮性肿瘤。

早期癌是指浸润深度局限在黏膜层以内的癌（没有淋巴结转移）。

浅表癌是指浸润深度局限在黏膜下层的癌（不论有无淋巴结转移）。

病因包括吸烟、饮酒、食用过热食物的习惯等。

发病部位以胸部中段食管较多，约占55%。

从发病率来看，50岁以后随着年龄的增长，发病率增高。老年患者较多，男女比例为5：1。

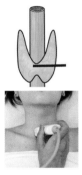
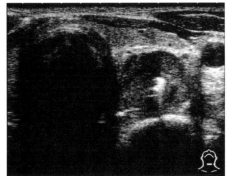
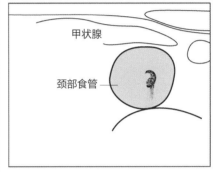

图像① 颈部食管癌

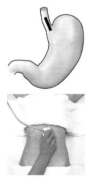
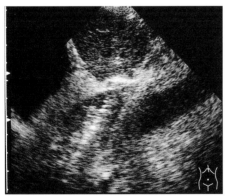
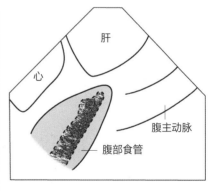

图像② 腹部食管癌

这些图像中的回声所见

【图像①：颈部食管癌】

甲状腺左叶背侧，显示出围绕食管腔内气体的低回声肿瘤，管壁的层次结构消失，全周性明显增厚，为进展期颈部食管癌。观察吞咽时传播性的食管壁蠕动消失。

【图像②：腹部食管癌】

在肝左叶背侧，显示围绕食管腔内气体的低回声肿瘤。管壁的层次结构消失，食管壁全周凹凸不平且增厚，为进展期腹部食管癌。饮水后观察，食管蠕动消失。

这些图像以外的特征性回声所见

食管癌是包围食管腔内气体的低回声肿瘤，或者呈向腔内突出的隆起性病变。晚期食管癌时，管壁的层次结构消失，食管壁的延展性消失，也要注意周围有无淋巴结肿大。

本例的回声所见总结

虽然判断进展期食管癌很容易，但很多食管癌发生在胸部中段的食管，体外超声检查多很难诊断。但是体外超声容易显示颈部食管，在有吞咽困难等症状的情况下，体外超声检查可以观察到异常改变。另外在筛查性检查中，腹部食管也是应该注意观察的部位，最好在平时的检查中熟悉正常图像。

胃癌

胃癌是发生于胃的恶性上皮性肿瘤，约占胃恶性肿瘤的98%。90%以上的胃癌为腺癌。
另外，胃幽门腺区多为分化型癌，胃底腺区多为未分化型癌。

好发部位为胃窦部，特别是小弯侧。

胃癌的发病年龄多为40～70岁，60岁为高峰。男女比例约为2∶1，男性患者占大多数（年轻患者中女性的比例有偏高的倾向）。

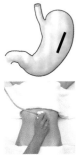
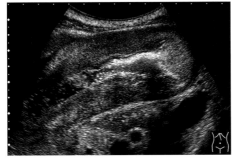
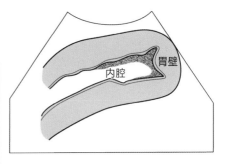

图像①

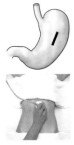
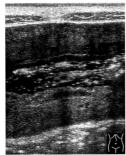
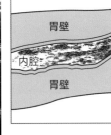

图像②

这些图像中的回声所见

【图像①】

从胃体部到胃窦部可见胃壁全周性明显增厚。

层次结构模糊，外形尚保持。

诊断为Ⅳ型进展期胃癌。

【图像②】

同一病例的高频探头图像。

可详细观察层次结构。

这些图像以外的特征性回声所见

① 胃壁局限性增厚伴层次结构消失。

② 如果发生溃疡、纤维化并产生黏液等，则能看到彩色的回声像。

③ 早期胃癌的超声图像显示为低回声性胃壁增厚，Ⅱc和Ⅲ型胃癌中则呈凹陷形溃疡回声。

④ 在胃内充满脱气水，应用超声内镜同样可显示出胃的5层结构。除浸润深度浅的SM1癌、难以扫查的部位（贲门、胃体上部）以外，通过详细地观察可以对SM2深度癌进行诊断。

本例的回声所见总结

本例是晚期癌中的Ⅳ型进展期胃癌（皮革样胃），层次结构尚保留，但是各层的厚度不规则，较硬。

实时动态观察，胃壁缺乏伸展性，有非常硬的感觉。

病变的硬度可以作为鉴别的依据，癌症病变一般很硬。

注意观察有无其他脏器的远处转移。

急性胃黏膜病变

急性胃黏膜病变（acute gastric mucosal lesion，AGML）是指内镜下所见的弥漫性胃炎、出血性胃炎、急性胃溃疡中的任意一种，或者是它们的混合性病变。胃黏膜病变与十二指肠黏膜病变（球部和降部）都存在的情况被称为急性胃十二指肠病变（acute gastroduodenal mucosal lesion，AGDML）。

患者可出现剧烈的上腹痛、恶心、呕吐、呕血、便血等临床症状。

最常见的病因为某些药物（16%～46%)，其次是酒精（15%～33%），再次是精神压力（10%～16%）。

精神压力或水杨酸制剂（阿司匹林）等原因引起的病变多发生于胃体部。

类固醇激素、非甾体抗炎药（除水杨酸以外的芳基醋酸、芳基丙酸类、芬那酸类等）等药物引起的病变多发生于胃窦部。

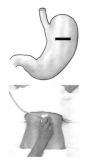
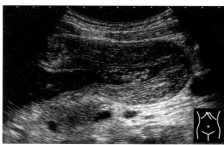
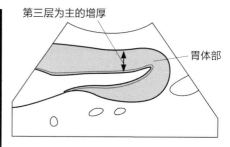

第三层为主的增厚

胃体部

图像中的回声所见

胃体部表现为以第三层为主的显著性增厚。

层次结构清晰；可对增厚程度进行实时动态观察；可观察到伴随着蠕动，胃壁的伸缩性很好。

图像以外的特征性回声所见

①AGML的超声图像特征是胃壁全周性、弥漫性的明显增厚。

②因糜烂和溃疡诱发的炎症的波及，某些病例也可能出现第二层和第四层增厚。

本例的回声所见总结

 详细观察胃壁增厚处的胃壁形态，牢记下表中的鉴别要点并进行诊断。胃壁增厚是一过性的，会随着症状的减轻而消失。在疑为本病时，可以嘱患者饮1~2杯水以充盈胃，从而进一步详细地观察胃壁增厚处的形态。

表现为胃壁增厚的疾病的鉴别要点

超声特征		AGML	胃异尖线虫病	Ⅳ型进展期胃癌	胃淋巴瘤
胃壁的形态	层次结构	保留	保留	消失或保留	消失或保留
	增厚部位	黏膜下层	黏膜下层	全层	黏膜层至固有肌层
	增厚的范围	局限性、全周性增厚	局限性增厚	弥漫性增厚	局限性或弥漫性增厚
回声水平		比较高的回声	低回声	比较低的回声	极低回声
伸展性		良好	良好	不良	比较好

结直肠癌

结直肠癌是发生于结肠或直肠的恶性上皮性肿瘤，起源于肠黏膜上皮，大多数为腺癌。

50～70岁人群多发。

好发部位为乙状结肠至直肠，约占80%，另外20%发生于盲肠至升结肠。

发生的部位不同，其症状也有所不同。右侧结肠癌患者一般缺乏自觉症状，左侧结肠癌患者因肠梗阻而更容易出现症状。

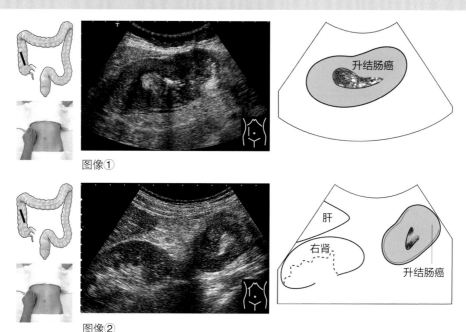

图像①

图像②

这些图像中的回声所见

【图像①】

升结肠出现全周性的肠壁增厚，肠腔狭窄。肠壁硬化，蠕动消失。肠腔内的内容物呈高回声，呈现出"假肾征（pseudo kidney sign）"，为Ⅱ型进展期癌。

【图像②】

通过右肾和升结肠癌的对比，可以更好地理解"假肾征"。

这些图像以外的特征性回声所见

① 肠壁层次结构消失，局限性增厚。

② 典型的进展期癌病例，增厚的消化道管壁有低回声的肿瘤形成，显示其腔内内容物或气体呈强回声，呈现出"假肾征"。

③ 腔内明显狭窄时，无"假肾征"。不拘泥于典型征象，对图像详细地分析，这一点非常重要。

④ 周围淋巴结肿大。

⑤ 浆膜面出现变形，考虑为癌向壁外浸润所致。

本例的回声所见总结

根据进展期癌的典型图像，可比较容易地做出诊断。

注意观察有无向其他脏器的远处转移。

结肠憩室

结肠憩室是因为血管穿过肠壁的部位（结肠系膜缘的外侧两排、结肠系膜缘对侧的两侧两排）比较脆弱，肠道内压力上升，黏膜向浆膜侧突出而形成的。

憩室的好发部位：在日本，位于右侧者约占70%；而在欧美，乙状结肠憩室者约占80%（但老年人中左侧结肠憩室的患者也较多）。

结肠憩室缺乏排出内容物的能力，粪便会长期滞留，导致憩室黏膜发生糜烂、炎症、微小穿孔，逐渐形成憩室炎。

结肠憩室炎，与其说是憩室黏膜的炎症，不如说是憩室周围组织的炎症。

并发憩室炎者占全部结肠憩室患者的10%~20%。

症状表现为腹痛、发热，患病部位在右侧结肠时，其临床表现较难与急性阑尾炎相鉴别。

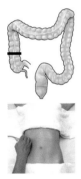
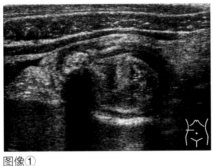

图像①

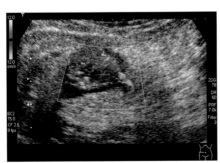
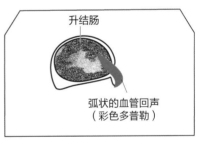

图像②

这些图像中的回声所见

【图像①】
升结肠横断扫查（短轴断面）显示为向肠管外突出的肿物像。
肿物内呈高回声伴声影。
周围脂肪组织增厚。

【图像②】
彩色多普勒检查可观察到弧形的血管回声。

这些图像以外的特征性回声所见

① 从肠管壁向肠管外突出的低回声肿物像（憩室的炎症、脓肿形成像）。

② 肿物内部为高回声像（渗出物、粪石）。

③ 与肿物相连续的肠管壁（固有肌层和黏膜下层）增厚。

④ 肿瘤周围的高回声区（周围脂肪组织炎）。

⑤ 弧形的血管回声。

本例的回声所见总结

临床上重要的是与阑尾炎相鉴别。

如果考虑为结肠憩室炎，要想显示结肠增厚，一定要转换成横断扫查（短轴断面），对前面所述的特征性回声所见进行确认。如果能确认从肠管壁向肠管外突出的低回声肿物像，则诊断相对容易。

急性阑尾炎

　　急性阑尾炎是阑尾的非特异性急性化脓性炎症（阑尾内腔闭塞、阑尾黏膜的细菌性感染引起的炎症），是由阑尾内腔闭塞、黏膜下淋巴滤泡增生、粪便滞留、粪石、食物残渣等导致的，可出现淋巴回流受阻，阑尾黏膜水肿，伴随着细菌性感染，黏膜发生糜烂。该病是急腹症中最常见的疾病。

　　疼痛最初是以上腹部和脐部为中心的内脏痛，后逐渐转移到右下腹部而成为局限性疼痛。

　　阑尾炎分为单纯性、蜂窝织炎性及坏疽性。

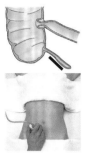
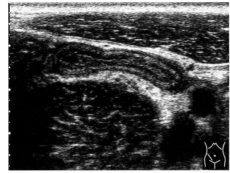
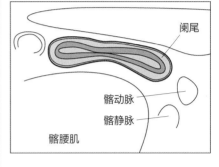

图像①　蜂窝织炎性阑尾炎

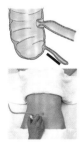
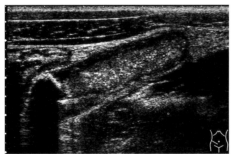
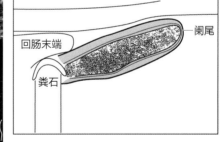

图像②　坏疽性阑尾炎

这些图像中的回声所见

【图像①：蜂窝织炎性阑尾炎】

　　短轴径为9mm的肿大的阑尾。比较连续性地保留了层次结构，第三层（黏膜下层）的增厚比较清楚。还可看到周围脂肪组织的增厚。

【图像②：坏疽性阑尾炎】

　　短轴径为13mm的肿大的阑尾。在阑尾开口部可确认有粪石，层次结构不连续，第三层（黏膜下层）消失。

这些图像以外的特征性回声所见

【直接所见】

① 肿大的阑尾像（靶环状图像、鱼眼状图像）。

【间接所见】

② 阑尾结石（粪石）的存在。

③ 炎症向回盲部、升结肠扩散，出现肠壁水肿性增厚。

④ 局限性麻痹性肠梗阻像。

⑤ 回盲部附近肿大的淋巴结。

⑥ 由于炎症波及肠系膜和大网膜等，图像中出现周围高回声区。

⑦ 回盲部周围及直肠子宫陷凹内出现腹腔积液。

⑧ 阑尾周围形成脓肿。

本例的总结（病理学分类与回声所见）

阑尾短轴径6mm以上的肿大与判定。

- 单纯性阑尾炎：保留层次结构的连续性，第三层（黏膜下层）轻度增厚。
- 蜂窝织炎性阑尾炎：仍保留比较连续性的层次结构，第三层（黏膜下层）的增厚比较明确。
- 坏疽性阑尾炎：层次结构杂乱、不连续，第三层（黏膜下层）消失。

第五章

心脏
（断层法和 M 型法）

冈庭裕贵

　　如果将心脏超声检查比喻成大树的话，断层法就是树干，M 型法和多普勒法则是枝叶。树干不牢固的树木，会被风雪折断。所以，心脏超声检查的基础是断层法。如果基础都是扭曲的，即使再漂亮的"枝叶"附在上面，也不会得出正确的检查结果。

　　因此本章将解释正确的断面图像的扫查方法，并阐述测量方法。

心脏超声检查的方式和方法

以下是心脏超声检查的方式和方法（图5-1，表5-1）。

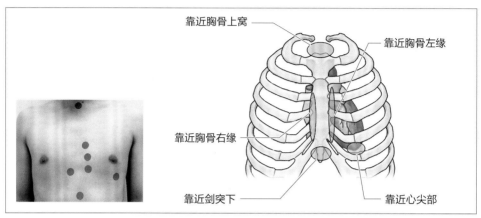

图5-1　检查部位

表5-1　心脏超声检查的不同部位、断面与用途

分类	部位	断面	用途
基本断面	胸骨左缘	左室长轴断面	主动脉瓣、二尖瓣的评价，左室壁运动的评价，各种径线的测量等
		左室短轴断面	主动脉瓣、二尖瓣的评价，左室壁运动的评价等
		左胸壁四腔心断面	房间隔、房室隔、右心系统的评价等
		右室流入道断面	三尖瓣、右房的评价等
		右室流出道断面	肺动脉瓣、肺动脉的评价等
	心尖部	心尖部四腔心断面	左心系统和右心系统的评价，瓣膜功能的评价等
		心尖部二腔心断面	
		心尖部长轴断面	多用于多普勒测量
扩展断面	剑突下	剑突下四腔心断面	右心系统的评价，对左房内、房间隔的观察等
		剑突下短轴断面	左室壁运动的评价等
	胸骨上窝	胸骨上窝主动脉弓断面	对主动脉弓的观察
	胸骨右缘	水平断面	对房间隔、右房的观察等
		矢状断面	
		升主动脉	对升主动脉的观察

基本的 B 型断面

胸骨左缘系列断面

【患者的体位】患者取左侧卧位。左上肢上举以扩大肋间隙。

1 胸骨左缘左室长轴断面

【断面显示】图像的中央为二尖瓣，左侧为左室，右侧为升主动脉。

【扫查方法】

① 探头放置在胸骨左缘第3、第4肋间，前臂固定于患者的胸壁。

② 为显示搏动的心脏，将探头稍微移动，寻找显示最清楚的部位。

③ 将探头向患者的右肩方向移动，可显示左室长轴图像。

1.1 正中部长轴断面（图5-2）

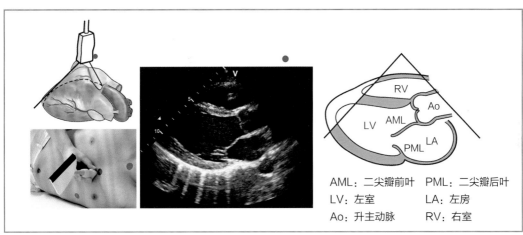

AML：二尖瓣前叶　　PML：二尖瓣后叶
LV：左室　　　　　　LA：左房
Ao：升主动脉　　　　RV：右室

图5-2　正中部长轴断面

【断面显示】显示左室腔最大，主动脉前壁和室间隔的高度一样，或者主动脉前壁稍高一点。

【扫查方法】

① 探头向内侧或外侧倾斜，显示二尖瓣前叶最大程度地开放，左室内腔最大。

② 此时可显示左室腔内全部瓣膜的腱索。

③ 旋转探头，左室不再显示呈圆尖状，且尽可能长地显示升主动脉。

④ 将探头向头侧或足侧倾斜，屏幕上显示的升主动脉前壁和室间隔的高度是一样的，或者升主动脉前壁稍高一些。

1.2 前叶长轴断面（图5-3）

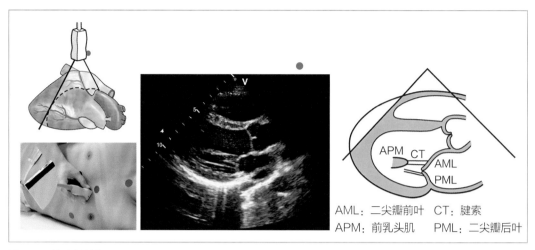

图5-3　前叶长轴断面

【断面显示】显示前乳头肌至腱索、再至二尖瓣（前叶）之间的连续性。

【扫查方法】

① 与正中部长轴断面相同的位置，探头使超声波声束由外上方向内下方倾斜。

② 一边观察超声图像，一边将探头一点点地逆时针方向旋转，显示前乳头肌至腱索、再至二尖瓣（前叶）的连续性。

1.3 后叶长轴断面（图5-4）

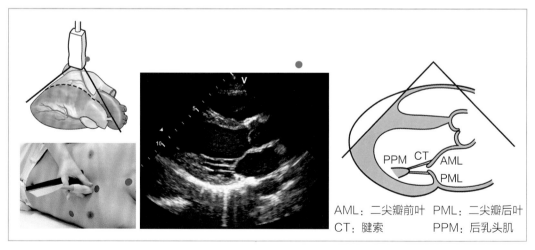

图5-4　后叶长轴断面

【断面显示】显示后乳头肌至腱索、再至二尖瓣（后叶）的连续性。

【扫查方法】

① 与正中部长轴断面的位置相同，调整探头使超声波声束由内下方向外上方倾斜。

② 一边观察超声图像，一边将探头一点点地顺时针方向旋转，显示后乳头肌至腱索、再至二尖瓣（后叶）的连续性。

要点提示

- 前叶长轴断面和后叶长轴断面是寻找二尖瓣反流的原因（特别是疑似二尖瓣脱垂）必须观察的断面；另外，二尖瓣狭窄时可作为观察瓣膜的断面。

1.4 正中部长轴断面（下一个肋间）（图5-5）

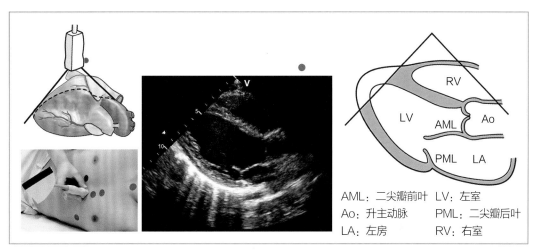

AML：二尖瓣前叶　　LV：左室
Ao：升主动脉　　　　PML：二尖瓣后叶
LA：左房　　　　　　RV：右室

图5-5　正中部长轴断面（下一个肋间）

【扫查方法】

① 探头下降一个肋间，稍微向外侧移动。

② 探头向内侧或外侧倾斜，显示二尖瓣后叶最大幅度地开放，左室腔最大。

③ 调节探头使之顺时针或逆时针旋转，使左室心尖部不呈圆尖状。

1.5 前叶长轴断面（下一个肋间）（图5-6）

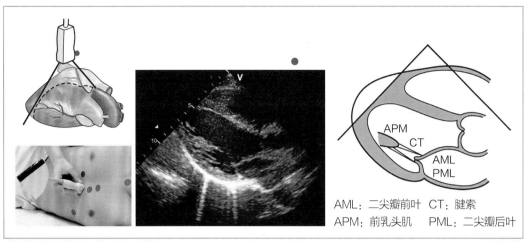

AML：二尖瓣前叶　CT：腱索
APM：前乳头肌　PML：二尖瓣后叶

图5-6　前叶长轴断面（下一个肋间）

【断面显示】显示前乳头肌至腱索、再至二尖瓣（前叶）的连续性。

【扫查方法】

① 在与正中部长轴断面相同的位置，调整探头使超声波声束由外上方向内下方倾斜。

② 一边观察超声图像，一边将探头一点点地逆时针方向旋转，显示前乳头肌至腱索、再至二尖瓣（前叶）的连续性。

1.6 后叶长轴断面（下一个肋间）（图5-7）

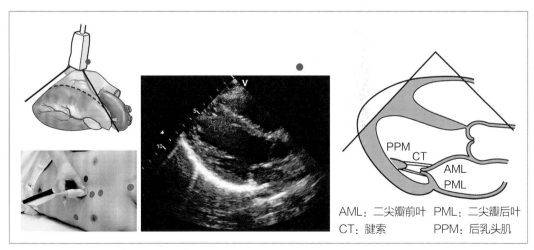

AML：二尖瓣前叶　PML：二尖瓣后叶
CT：腱索　　　　PPM：后乳头肌

图5-7　后叶长轴断面（下一个肋间）

【断面显示】显示后乳头肌至腱索、再至二尖瓣（后叶）的连续性。

【扫查方法】

① 与正中部长轴断面的位置相同，调整探头使超声波声束由内下方向外上方倾斜。

② 一边观察超声图像，一边将探头一点点地顺时针方向旋转，显示后乳头肌至腱索、再至二尖瓣（后叶）的连续性。

要点提示

- 下一个肋间适合观察二尖瓣后叶。另外，肋间通常无法显示左室中间位置至心尖部附近的断面，但此时也可观察得比较清楚。

1.7 高位肋间长轴断面（图5-8）

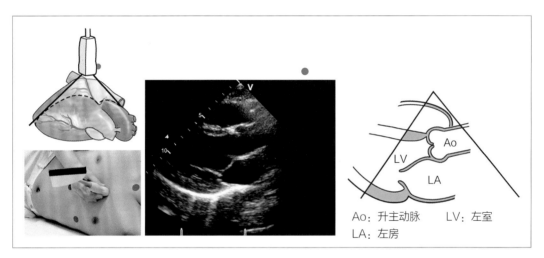

Ao：升主动脉　　LV：左室
LA：左房

图5-8　高位肋间长轴断面

【断面显示】在图像的中央位置显示升主动脉。

【扫查方法】

① 将探头放置在胸骨左缘第2或第3肋间。

② 调节探头使之向内上方倾斜，尽可能长地显示升主动脉。

要点提示

- 这个断面适合观察升主动脉，对于可疑升主动脉有夹层者，必须要观察这个断面。
- 在这个断面测量冠状动脉窦径、窦管交界直径、升主动脉内径。

2　胸骨左缘左室短轴断面

【断面显示】这是从足侧向上仰望进行观察的图像，面对画面，在左室的左侧显示出右室。

【扫查方法】

① 显示正中部长轴断面。

② 注意探头的位置不要偏离，慢慢地顺时针方向旋转90°。

要点提示

- 当旋转探头时，使探头与小指的侧面和示指保持相对不动，最好是用拇指和中指（和环指）进行探头旋转（图5-9）。

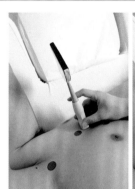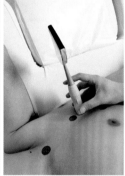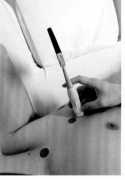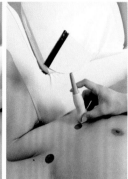

| 胸骨左缘长轴断面 | 拇指和中指分开（示指与小指固定在探头侧面） | 探头的调整：拇指向足侧移动，中指向头侧移动，以示指为轴顺时针方向旋转探头 | 胸骨左缘短轴断面 |

图5-9　探头的旋转方法

2.1　主动脉瓣口水平短轴断面（图5-10）

【断面显示】画面的中央显示3枚主动脉瓣，图像的右侧为肺动脉瓣，图像的左侧为三尖瓣。

【扫查方法】

① 从二尖瓣水平将探头向头侧倾斜。

② 探头向外侧和下方移动，在画面的中央显示3枚主动脉瓣，调整倾斜角度和旋转角度。

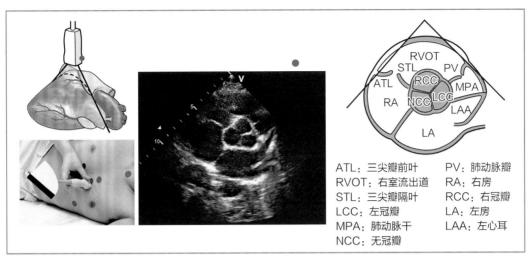

ATL：三尖瓣前叶　　　PV：肺动脉瓣
RVOT：右室流出道　　RA：右房
STL：三尖瓣隔叶　　　RCC：右冠瓣
LCC：左冠瓣　　　　　LA：左房
MPA：肺动脉干　　　　LAA：左心耳
NCC：无冠瓣

图5-10　主动脉瓣口水平短轴断面

要点提示

- 从主动脉瓣口水平短轴断面，探头向头侧倾斜，可以显示左冠状动脉主干和右冠状动脉起始部。
- 从主动脉瓣口水平短轴断面，探头稍稍向足侧倾斜，超声波声束朝向外侧，可以显示左心耳。

2.2　二尖瓣口水平短轴断面（图5-11）

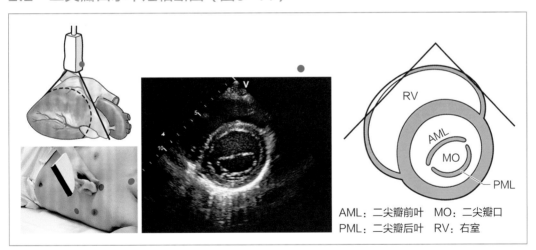

AML：二尖瓣前叶　　MO：二尖瓣口
PML：二尖瓣后叶　　RV：右室

图5-11　二尖瓣口水平短轴断面

【断面显示】显示二尖瓣前叶与后叶，二尖瓣前后叶的开放程度左右均等。

【扫查方法】

① 从主动脉瓣口水平左室短轴断面，将探头沿胸骨左缘移动，向心尖部倾斜。

② 一边观察二尖瓣的两个瓣膜，一边旋转探头调节图像，显示出前后叶左右开放程度均等。

2.3 腱索水平短轴断面（图5-12）

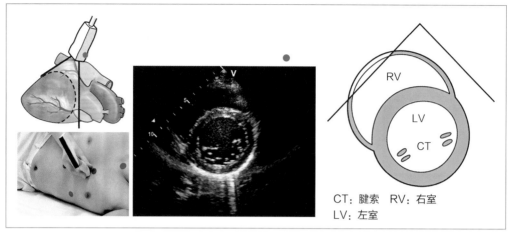

图5-12 腱索水平短轴断面

【断面显示】显示左室呈圆形或近似椭圆形，显示左室腔内左右2条腱索。

【扫查方法】

① 从二尖瓣口水平左室短轴断面开始，将探头向心尖部倾斜。

② 观察左室腔内腱索，调节探头的旋转角度与倾斜角度，在画面的中央显示左室为圆形。

2.4 乳头肌水平短轴断面（图5-13）

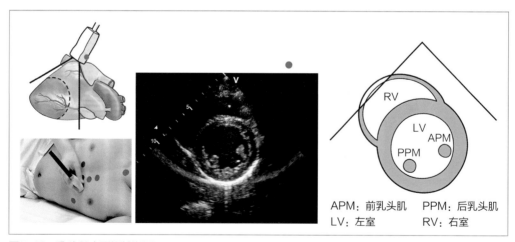

图5-13 乳头肌水平短轴断面

【断面显示】显示左室为圆形，左室腔内显示前乳头肌和后乳头肌。

【扫查方法】

① 从腱索水平左室短轴断面开始，将探头向心尖部倾斜。

② 受肋骨影响而不能显示时，可沿左室的长轴向下一个肋间的稍外侧移动。

③ 一边观察左室内的前乳头肌与后乳头肌，一边调节探头的旋转角度与倾斜角度，在画面中央显示左室为圆形结构。

要点提示

- 从下位肋间显示断面时，左室将显示为长椭圆形。
- 左室侧壁显示欠佳时，将探头向胸骨方向靠近会更好一些。

2.5　心尖水平短轴断面（图5-14）

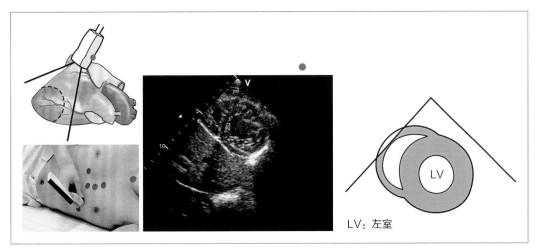

LV：左室

图5-14　心尖水平短轴断面

【断面显示】显示左室为圆形，是观察左室腔内前乳头肌和后乳头肌的断面。

【扫查方法】

① 从乳头肌水平左室短轴断面开始，将探头向心尖部移动并倾斜。

② 受肋骨影响而不能显示时，可沿左室的长轴向下一个肋间的稍外侧移动。

③ 调整探头的旋转角度与倾斜角度，使左室呈规则的圆形。

④ 调节体位与呼吸，在画面的中央显示左室。

要点提示

- 呼吸的调节：如果探头在上位肋间采取呼气状态，那么在下位肋间观察时则宜吸气并屏住呼吸。

3　左胸壁四腔心断面（图5-15）

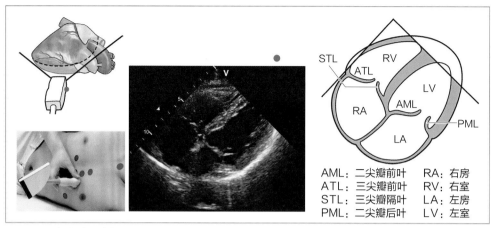

图5-15　左胸壁四腔心断面

【断面显示】显示4个心腔与二尖瓣、三尖瓣的断面。

【扫查方法】

① 从二尖瓣口水平左室短轴断面开始，将探头稍微向外下方移动。

② 探头沿顺时针方向旋转，调节角度显示4个心腔与二尖瓣、三尖瓣。

要点提示

- 对于可疑房间隔缺损者必须要观察这个断面。另外，此断面也有助于观察右室壁。

评价右心系统的断面（胸骨左缘系列断面）

1　右室流入道长轴断面（图5-16）

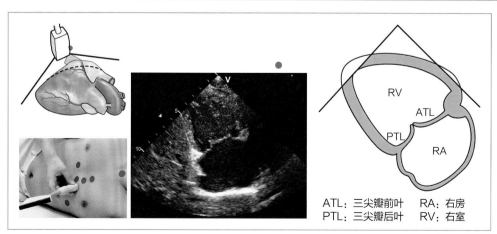

图5-16　右室流入道长轴断面

【断面显示】画面的中央为三尖瓣，右下为右房，与左上的右室在一条直线上，不显示左室腔及室间隔。

【扫查方法】

① 从胸骨左缘左室长轴断面开始，将探头稍微向外侧移动。

② 当显示二尖瓣后叶长轴断面时，将探头进一步向外侧上方倾斜。

③ 将探头稍微逆时针旋转，调节声束方向，不显示左室腔及室间隔，图像的中央显示三尖瓣，右下为右房，左上为右室。

要点提示

- 显示的是三尖瓣前叶和后叶，在显示室间隔时，显示出的不是后叶，而是隔叶。

2　右室流出道长轴断面（图5-17）

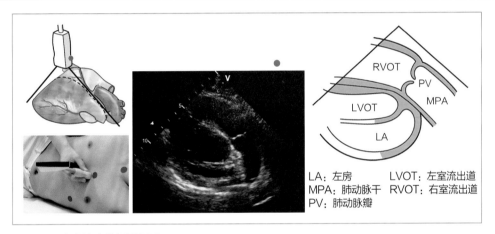

LA：左房　　　　LVOT：左室流出道
MPA：肺动脉干　RVOT：右室流出道
PV：肺动脉瓣

图5-17　右室流出道长轴断面

【断面显示】显示右室漏斗部、肺动脉瓣及肺动脉干远端。

【扫查方法】

① 由主动脉瓣口水平左室短轴断面，将探头逆时针旋转并向外上方倾斜。

② 调整探头的旋转角度，连续显示右室漏斗部、肺动脉瓣、肺动脉干。

要点提示

- 显示不佳时，将探头从下位肋间向头侧倾斜会取得较好的效果。
- 为显示肺动脉的左右分支及肺动脉远端，宜将探头在主动脉瓣口水平短轴断面稍微顺时针旋转，并向外上方倾斜。

心尖部系列断面

【患者的体位】基本上是左侧卧位；如果探头操作困难，可以使其稍微呈仰卧位。

1 心尖部四腔心断面（图5-18）

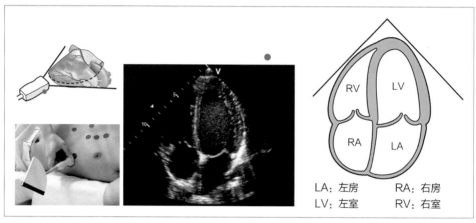

图5-18 心尖部四腔心断面

LA：左房　　RA：右房
LV：左室　　RV：右室

【断面显示】断面显示左室心尖部、4个心腔，以及二尖瓣、三尖瓣。

【扫查方法】

① 探头放置在心尖部（可感觉到心尖搏动），从胸壁侧向背侧倾斜。

② 稍微旋转探头，显示出4个心腔及二尖瓣、三尖瓣。

③ 调整旋转角度与倾斜角度，使显示的各个心腔最大。

要点提示

- 当不能充分观察右房和左房时，将探头进一步从胸壁侧向背侧倾斜。倾斜角度较大时，也可显示右房、左房及主动脉瓣口（图5-19）。

- 为显示左室心尖部断面中的右侧结构，将探头从胸壁侧的心尖部向背侧移动。相反，要显示左室心尖部断面中的左侧结构时，探头向胸壁侧移动。

- 左室心尖部不能显示时，降一个肋间，吸气后屏住气再观察会好些。

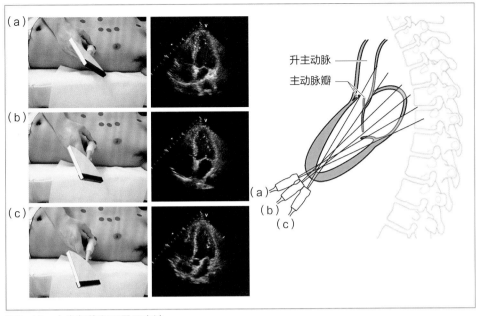

图5-19 心尖部的断面显示方法

2 心尖部二腔心断面（图5-20）

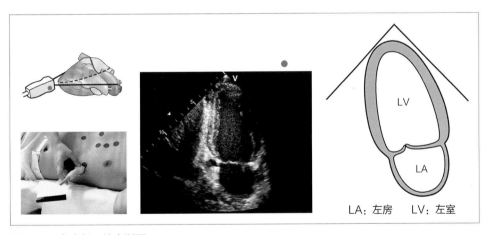

图5-20 心尖部二腔心断面

【断面显示】探头下显示左室心尖部，可见左室、左房、二尖瓣，不显示右室、右房、主动脉瓣。

【扫查方法】

① 由心尖部四腔心断面，探头的位置不动，一边注意左室心尖部，一边将探头慢慢地逆时针方向旋转。

② 调整探头的旋转角度与倾斜角度，最大程度地显示左室、左房，不要显示右室、右房及主动脉瓣。

- 左室前壁显示不佳时，调节呼吸，吸气后屏住气会较好些。
- 左房不能充分显示时，将探头由胸壁进一步向背侧倾斜。
- 超声波声束由背侧向胸壁侧倾斜，可观察到降主动脉。

3 心尖部长轴断面（图5-21）

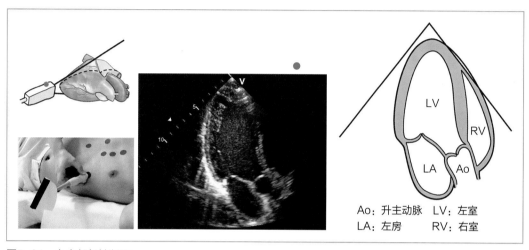

Ao：升主动脉   LV：左室
LA：左房   RV：右室

图5-21 心尖部长轴断面

【断面显示】探头放置在左室心尖部的下方，断面显示左室、左房、主动脉瓣。

【扫查方法】

① 由心尖部二腔心断面，探头的位置不动，一边观察左室心尖部，一边将探头慢慢逆时针方向旋转。

② 调整探头的旋转角度与倾斜角度，最大程度地显示左室、左房，不要显示左室内的乳头肌和腱索。

扩展的 B 型断面

剑突下系列断面

【患者的体位】患者取仰卧位。腹壁紧张时，双膝屈曲以缓解腹壁的紧张度。

1　剑突下四腔心断面（图5-22）

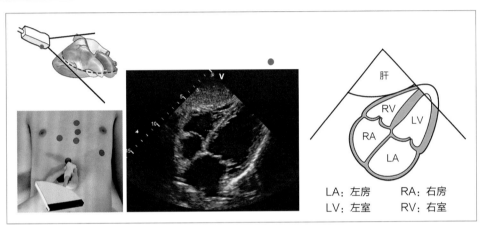

图5-22　剑突下四腔心断面

LA：左房　　RA：右房
LV：左室　　RV：右室

【断面显示】通过肝显示4个心腔和二尖瓣、三尖瓣的断面。

【扫查方法】

① 将探头放置在剑突下。

② 探头标记在左侧，将探头从剑突下向头侧倾斜并用力加压。

③ 调整探头的旋转角度与倾斜角度，最大程度地显示4个心腔及二尖瓣、三尖瓣。

2　剑突下左室短轴断面（图5-23）

【断面显示】通过肝显示左室短轴断面。

【扫查方法】

① 将探头放置在剑突下。

② 探头标记在胸壁侧，将探头从剑突下向头侧倾斜并用力加压。

③ 调整探头的旋转角度与倾斜角度，将左室短轴断面显示为圆形并调整至画面的中央。

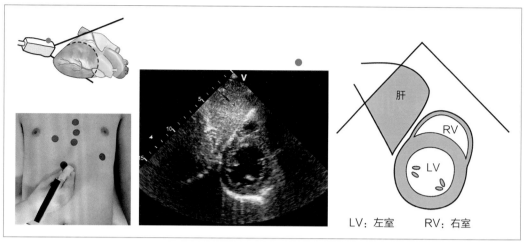

图5-23　剑突下左室短轴断面

要点提示

- 从剑突下四腔心断面，将探头逆时针方向旋转90°。
- 沿左室长轴方向，使超声波声束由右上方向左下方倾斜入射，可显示主动脉短轴断面与左室短轴断面。
- 因易受呼吸的影响，在录制图像时最好屏住呼吸。

3　剑突下下腔静脉长轴断面和短轴断面及腹主动脉
（图5-24，5-25）

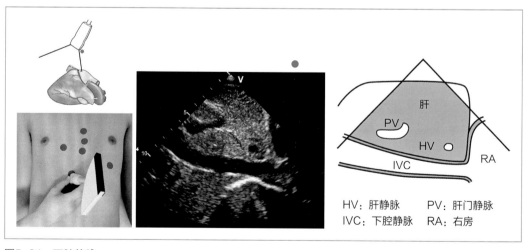

图5-24　下腔静脉

126

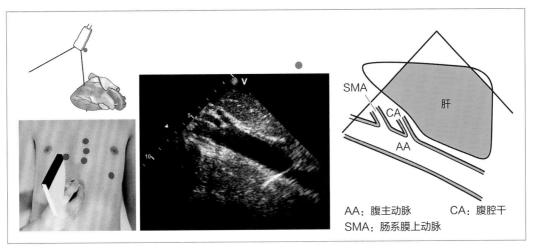

AA：腹主动脉　　　CA：腹腔干
SMA：肠系膜上动脉

图5-25　腹主动脉

【断面显示】通过肝显示下腔静脉和腹主动脉。

【扫查方法】

① 将探头放置在剑突下。

② 探头标记在胸壁侧，超声波声束从正中稍向右侧倾斜，以观察下腔静脉。

③ 从正中向右侧倾斜探头，观察腹主动脉。

④ 将下腔静脉显示在画面中央，将探头顺时针方向旋转90°，显示下腔静脉系列短轴断面。

> **要点提示**

- 对下腔静脉进行评价时，要观察从右房结合部向下2～3cm的血管径（短轴的最短径）是否随呼吸而变化，以此来推测右房压。

胸骨上窝断面

【患者的体位】患者取仰卧位，去枕，轻轻地抬起下颏。

胸骨上窝主动脉弓断面（图5-26）

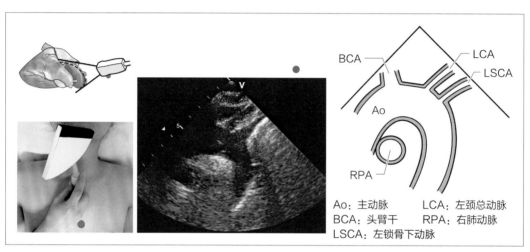

图5-26　胸骨上窝主动脉弓断面

【断面显示及扫查方法】

① 将探头放置在胸骨上窝，探头标记朝向左肩方向。

② 将探头向头侧倾斜，使超声波声束朝向足侧。

③ 观察到主动脉弓后，调整探头的旋转角度与倾斜角度，连续观察升主动脉远端、动脉弓、降主动脉。

要点提示

- 显示断面不佳时，以同样的探头握持方法将探头放在胸骨左缘第1肋间，可较清楚地显示。
- 当怀疑主动脉夹层动脉瘤时，必须要观察主动脉弓断面。

胸骨右缘系列断面

【患者的体位】患者取右侧卧位，右上肢上举。

1 胸骨右缘水平断面（图5-27）

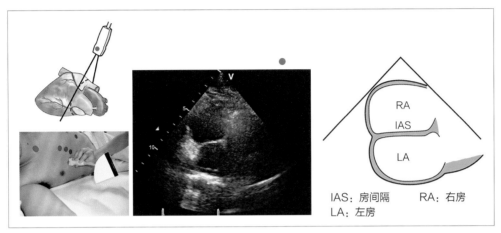

图5-27 胸骨右缘水平断面

【断面显示】画面的中央是右房、房间隔、左房，断面显示超声波声束与房间隔垂直。

【扫查方法】

① 将探头放置在胸骨右缘第3肋间或第4肋间，探头标志朝向左侧。

② 画面的中央是右房、房间隔、左房；为了使超声波声束与房间隔垂直，要调整探头的旋转角度与倾斜角度。

2 胸骨右缘矢状断面（图5-28）

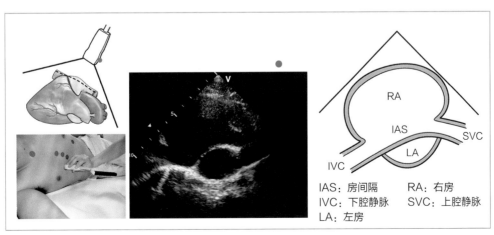

图5-28 胸骨右缘矢状断面

【断面显示】画面的中央是右房、房间隔、左房，画面的右侧是上腔静脉，左侧是下腔静脉。

【扫查方法】

① 将探头从胸骨右缘水平断面逆时针方向旋转90°。

② 画面的中央是右房、房间隔、左房，调整探头的旋转角度与倾斜角度，使画面的右侧显示上腔静脉，左侧显示下腔静脉。

要点提示

- 检查有无房间隔缺损，特别是怀疑存在静脉窦型房间隔缺损时必须要观察此断面。另外，此断面还适合观察右心耳。

3 胸骨右缘升主动脉长轴断面（图5-29）

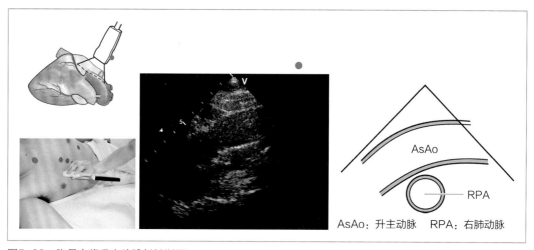

图5-29 胸骨右缘升主动脉长轴断面

【断面显示】画面的中央是升主动脉的长轴断面。

【扫查方法】

- 采用与胸骨右缘矢状断面相同的探头握持方法，将探头向胸骨右缘第2肋间或第3肋间移动。

要点提示

- 主动脉瓣狭窄时用于测量压差的断面。

M 型法（图5-30）

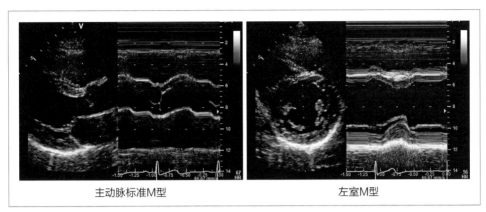

主动脉标准M型　　　　　　　　左室M型

图5-30　M型超声图像

升主动脉－左房M型

【记录方法】

- 左室长轴断面最大程度地显示升主动脉（冠状动脉窦）与左房。
- M型的取样线放置在升主动脉瓣开口部。
- 调整M型取样线，使之与升主动脉和左房短径相垂直。

左室 M 型

【记录方法】

- 左室长轴断面最大程度地显示左室腔。
- 将探头顺时针方向旋转90°，在腱索水平显示左室短轴断面。
- M型取样线放置在左室中部，调整M型取样线，使之与左室垂直并从左室中央通过。

基本测量项目

M 型测量

1 升主动脉内径和左房内径的测量（图5-31）

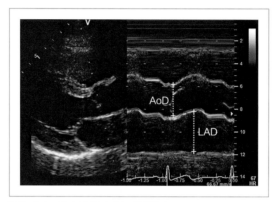

图5-31 升主动脉水平M型测量

AoD—升主动脉内径；LAD—左房内径

【测量方法】

- 记录升主动脉-左房M型。
- 测量舒张末期升主动脉内径及收缩末期左房内径。
- 在取样线不垂直的情况下，为避免M型测量数值过大，要改为B型测量。

2 左室内径与室壁厚度的测量（图5-32）

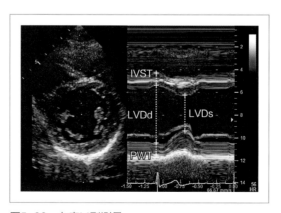

图5-32 左室M型测量

IVST—室间隔厚度；LVDd—左室舒张末期内径；

LVDs—左室收缩末期内径；PWT—后壁厚度

【测量方法】

- 记录左室M型。
- 测量舒张末期室间隔厚度、左室舒张末期内径、左室后壁厚度及左室收缩末期内径。
- 取样线不垂直的情况下，为避免M型测量数值过大，要改为B型测量。

B 型测量

1 升主动脉内径和左房内径的测量（图5-33）

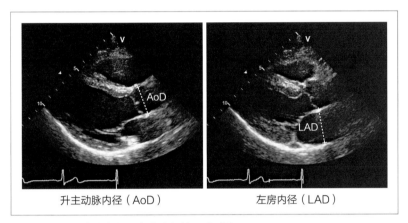

升主动脉内径（AoD）   左房内径（LAD）

图5-33 升主动脉内径和左房内径的B型测量

【测量方法】

- 显示左室正中部长轴断面。
- 测量舒张末期升主动脉内径。然后，通过轨迹球回放到收缩末期时相，测量左房内径。

2　左室内径与室壁厚度的测量（图5-34）

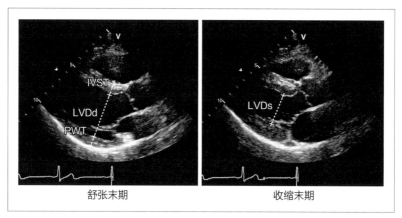

图5-34　左室的B型测量

IVST—室间隔厚度；LVDd—左室舒张末期内径；PWT—后壁厚度；

LVDs—左室收缩末期内径

【测量方法】

• 显示左室正中部长轴断面。

• 在舒张末期时，测量室间隔厚度、左室舒张末期内径及左室后壁厚度。

• 通过轨迹球回放到收缩末期时相，在测量舒张末期内径的部位，测量左室收缩
  末期内径。

3　左室容积和左室射血分数的测量（双平面圆盘法，biplane method of disks）（图5-35）

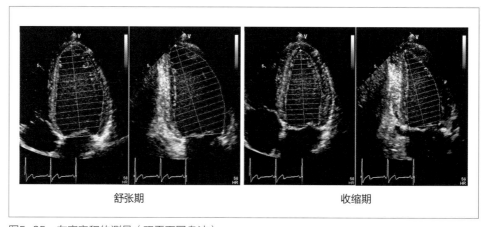

图5-35　左室容积的测量（双平面圆盘法）

【记录方法】

• 调节视野深度，使左室显示至最大，显示心尖部四腔心断面及二腔心断面两幅

图像。

- 通过轨迹球回放到舒张末期时相，在四腔心断面、二腔心断面中划出左室内腔的边界。然后在收缩末期划出左室内腔的边界。

要点提示

- 使用不同的装置，分别在四腔心断面和二腔心断面上进行描记。
- 不要描记左室腔内的乳头肌和肉柱。
- 心尖部四腔心断面与二腔心断面的长径差异要控制在10%以内。
- 左室壁运动异常或左室扩大时，应用本方法计算左室射血分数。

4 左房容积的测量（双平面圆盘法）（图5-36）

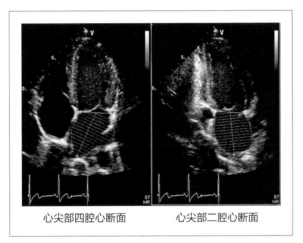

| 心尖部四腔心断面 | 心尖部二腔心断面 |

图5-36 左房容积的测量（双平面圆盘法）

【记录方法】

- 调节视野深度，使左房显示至最大，显示心尖部四腔心断面及二腔心断面两幅图像。
- 通过轨迹球回放到收缩末期时相，在四腔心断面、二腔心断面中描记左室内腔的边界。

要点提示

- 使用不同的装置，分别在四腔心断面和二腔心断面进行描记。
- 描记时除外左心耳和肺静脉。

【第五章的缩略语】

AA：abdominal aorta，腹主动脉

Ao：主动脉（升主动脉）

AML：anterior mitral leaflet，二尖瓣前叶

AoD：aortic diameter，升主动脉根部内径

APM：anterior papillary muscle，前乳头肌

AsAo：ascending aorta，升主动脉

ATL：anterior tricuspid leaflet，三尖瓣前叶

BCA：brachio-cephalic artery，头臂干

CA：celiac artery，腹腔干

CT：chordae tendineae，腱索

HV：hepatic vein，肝静脉

IAS：interatrial septum，房间隔

IVC：inferior vena cava，下腔静脉

IVST：interventricular septal thickness，室间隔厚度

LA：left atrium，左房

LAA：left atrial appendage，左心耳

LAD：left atrial dimension，左房内径

LCA：left common carotid artery，左颈总动脉

LCC：left coronary cusp，左冠瓣

LSCA：left subclavian artery，左锁骨下动脉

LV：left ventricle，左室

LVDd：left ventricular end-diastolic dimension，左室舒张末期内径

LVDs：left ventricular end-systolic dimension，左室收缩末期内径

LVOT：left ventricular outflow tract，左室流出道

MO：mitral orifice，二尖瓣口

MPA：main pulmonary artery，肺动脉干

NCC：non-coronary cusp，无冠瓣

PML：posterior mitral leaflet，二尖瓣后叶

PPM：posterior papillary muscle，后乳头肌

PTL：posterior tricuspid leaflet，三尖瓣后叶

PV：pulmonary valve，肺动脉瓣
portal vein，肝门静脉

PWT：posterior wall thickness，后壁厚度

RA：right atrium，右房

RCC：right coronary cusp，右冠瓣

RPA：right pulmonary artery，右肺动脉

RV：right ventricle，右室

RVOT：right ventricular outflow tract，右室流出道

SMA：superior mesenteric artery，肠系膜上动脉

STL：septal tricuspid leaflet，三尖瓣隔叶

SVC：superior vena cava，上腔静脉

第六章

心脏
（多普勒法）

種村正

多普勒法有彩色多普勒法、脉冲多普勒法、连续多普勒法三种类型。在心脏超声检查中，这些手段用于评价瓣口反流、异常血流，是必须采用的检查方法。其各自的特征和用途见表 6-1。

表6-1 多普勒法的特征和用途

种类	特征	用途
彩色多普勒法	在断面图像上用彩色显示血流 朝向探头的血流显示为红色，背离探头的血流显示为蓝色	异常血流的筛选 评价瓣膜反流的严重程度 显示二尖瓣反流或主动脉瓣反流等
脉冲多普勒法	以波形表示特定部位的血流，横轴为时间，纵轴为速度 不能测定速度超过 2m/s 的血流	特定部位的血流速度测定，解析血流的特征，分析时相 显示二尖瓣尖左室流入道的血流及左室流出道左室射出的血流等
连续多普勒法	以波形表示特定部位的血流，横轴为时间，纵轴为速度 测定高速血流 利用简易伯努利方程可以推测压差	测定超声波声束上的最大血流速度 推测压差，推测心内压 根据三尖瓣反流推测右室收缩压 通过主动脉瓣血流推测左室与主动脉间的压差

彩色多普勒法

1 胸骨旁左室长轴断面（图6-1）

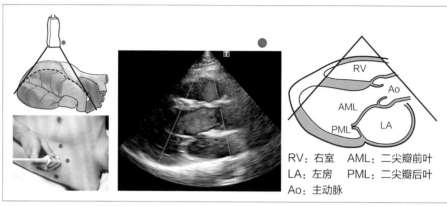

RV：右室　　AML：二尖瓣前叶
LA：左房　　PML：二尖瓣后叶
Ao：主动脉

图6-1 胸骨旁左室长轴断面

① 将探头放置在胸骨左缘第3肋间或第4肋间。

② 画面的左侧是左室，中央是二尖瓣，右侧是升主动脉。

③ 按下彩色多普勒法的按键。

④ 调节彩色增益、彩色区域、流速标尺。

⑤ 这个断面主要用于评价二尖瓣反流和升主动脉瓣反流。

⑥ 描绘反流的部位，在图像中记录反流信号最多的部位。

要点提示

（1）记录二尖瓣反流（图6-2）

升主动脉前壁与室间隔的高度相比，主动脉前壁稍低一些（右下）。

与断层法的位置相比，宜将探头稍向外侧滑动。

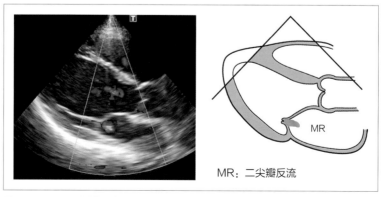

MR：二尖瓣反流

图6-2 记录二尖瓣反流

（2）记录主动脉瓣反流（图6-3）

升主动脉前壁与室间隔的高度相比，主动脉前壁稍高一些（右上）。

与断层法的位置相比，宜将探头稍向内侧（胸骨侧）滑动。

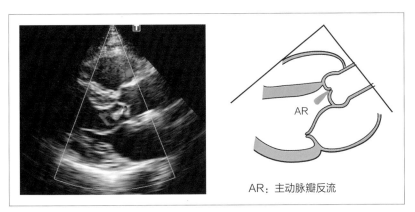

图6-3　记录主动脉瓣反流

重点

- 即使瓣膜没有异常，也可以看到微小的反流。
- 二尖瓣反流比较常见，但升主动脉瓣的反流不常见。
- 即使瓣膜处存在微小的反流，通常也不是病理性的。

2　主动脉瓣口水平短轴断面（图6-4）

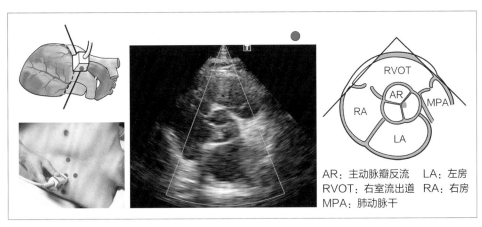

图6-4　主动脉瓣口水平短轴断面

① 胸骨旁显示左室长轴断面，然后将探头顺时针旋转90°。

② 画面的中央为主动脉瓣，左侧为三尖瓣，右侧为肺动脉瓣。

③ 按下彩色多普勒法的按键。

④ 这个断面主要用于评价主动脉瓣反流。

⑤ 如果有主动脉瓣反流，要在图像上记录下是从什么部位反流的。

要点提示

- 主动脉瓣的反流部位与方向对鉴别反流的病因有帮助。

3 二尖瓣口水平短轴断面（图6-5）

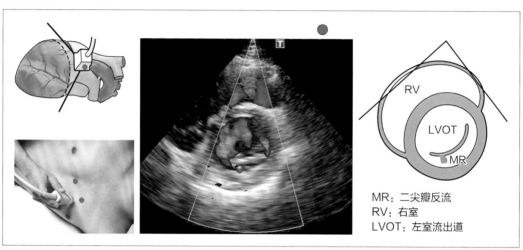

MR：二尖瓣反流
RV：右室
LVOT：左室流出道

图6-5　二尖瓣口水平短轴断面

① 画面中央是二尖瓣口短轴。
② 这时尽可能将二尖瓣前叶与后叶显示完全。
③ 按下彩色多普勒法的按键。
④ 这个断面主要用于评价二尖瓣反流。
⑤ 如果有二尖瓣反流，要在图像上记录下是从什么部位反流的。

要点提示

- 要检查二尖瓣口是从什么部位反流的，以及反流的方向。
- 特别有助于二尖瓣脱垂时脱离部位的诊断（图6-6）。

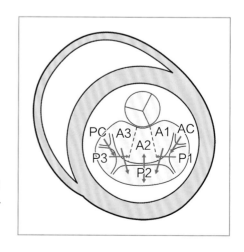

图6-6　二尖瓣脱垂部位与反流的方向
A1—前叶外侧部；A2—前叶中间部；A3—前叶内侧部；AC—前外侧连合；PC—后内侧连合；P1—后叶外侧部；P2—后叶中间部；P3—后叶内侧部

- 存在二尖瓣脱垂时，二尖瓣口的反流不仅局限于脱垂部位。
- 虽然一般情况下脱垂部位与反流方向一致，但是对于多数的瓣尖脱垂，其脱垂程度与反流方向是有变化的。

4　右室流出道长轴断面（图6-7）

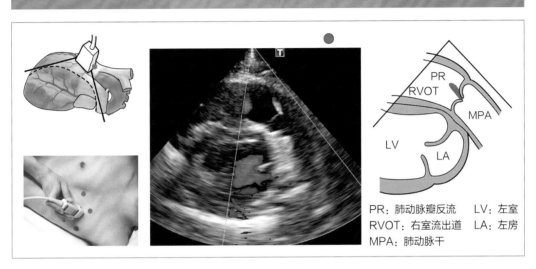

PR：肺动脉瓣反流　　LV：左室
RVOT：右室流出道　　LA：左房
MPA：肺动脉干

图6-7　右室流出道长轴断面

　　① 从胸骨旁左室长轴断面将探头逆时针方向旋转，并向外侧上方倾斜；或者从主动脉瓣口短轴水平尽量逆时针旋转。

　　② 从左向右依次是右室流出道、肺动脉瓣、肺动脉干。

　　③ 按下彩色多普勒法的按键。

　　④ 这个断面主要用于评价肺动脉瓣反流。

　　⑤ 如果有肺动脉瓣反流，要在图像上记录下是从什么部位反流的及反流的方向。

要点提示

- 也可以在主动脉瓣口水平短轴断面上评价肺动脉瓣反流。
- 右室流出道狭窄部位的彩色血流呈马赛克样。

重　点

- 要确认整个瓣膜有无反流。

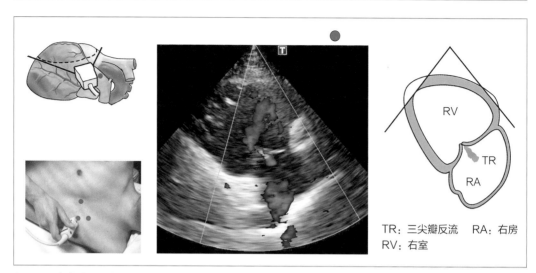

TR：三尖瓣反流　　RA：右房
RV：右室

图6-8　右室流入道长轴断面

① 将探头从胸骨旁左室长轴断面向外侧滑动，尽量向内侧下方倾斜。

② 从左上至右下依次是右室、三尖瓣、右房。

③ 按下彩色多普勒法的按键。

④ 这个断面主要用于评价三尖瓣反流。

要点提示

- 也可以在胸骨旁四腔心断面上评价三尖瓣反流。

- 如果存在三尖瓣反流，用连续多普勒法测量血流速度。

重　点

- 要确认整个瓣膜有无反流。

6 心尖部四腔心断面（图6-9）

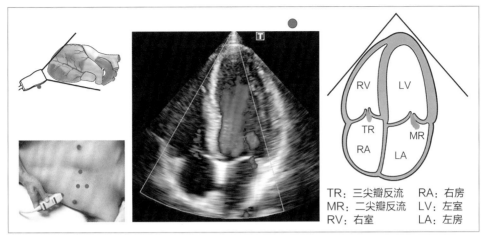

图6-9 心尖部四腔心断面

① 探头在心尖部显示心尖部四腔心断面。这时，尽量将4个心腔与4个瓣膜显示清楚。

② 按下彩色多普勒法的按键。

③ 这个断面主要用于评价二尖瓣反流与三尖瓣反流。

7 心尖部长轴断面（图6-10）

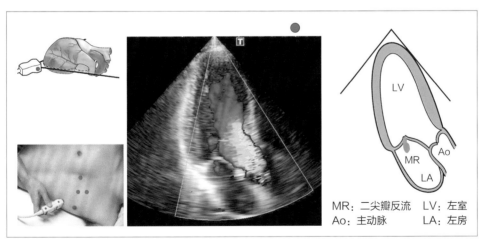

图6-10 心尖部长轴断面

① 显示心尖部长轴断面。这时，显示出二尖瓣与主动脉瓣的接合部。

② 按下彩色多普勒法的按键。

③ 这个断面主要用于评价二尖瓣反流与主动脉瓣反流。

脉冲多普勒法

1 左室流入道血流（图6-11）

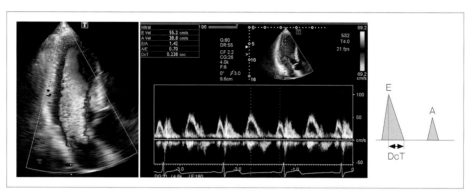

图6-11　左室流入道血流

E—舒张早期流速；A—心房收缩期流速；DcT—E波减速时间

① 显示心尖部长轴断面。

② 按下彩色多普勒法的按键。

③ 监测左室流入道血流时，将取样容积放置在二尖瓣瓣尖处。

④ 按下脉冲多普勒法的按键，调整图像并冻结。

⑤ 测量舒张早期峰值流速（E峰）、E波减速时间（DcT）、E/A比值、心房收缩期峰值流速（A峰）。

要点提示

- 将取样容积设置为2～3mm。

- 将流速标尺设置为50～100mm/s。

- 将低通滤波器设置为100～300Hz。

- 逐渐提高增益，把背景噪声控制在适当的范围。

- 调整流速标尺范围和移动基线，使测量的波形成为容易测量的形状。

- 记录时要嘱患者安静地呼气后轻轻屏住气。

- E、DcT、A、E/A比值是衡量左室舒张功能的指标。

重　点

- 取样容积的位置与波形的变化：在左房内E/A比值会变小，在左室内E/A比值则变大（图6-12）。

- 如果屏住呼吸时间过长的话，胸腔内压力会上升，波形就会变化（一般是E/A比值减小），所以屏气最好不超过10s。

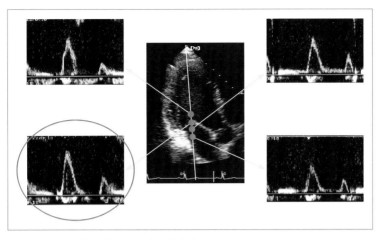

图6-12　取样容积的位置与波形的变化

2　左室射出血流（图6-13）

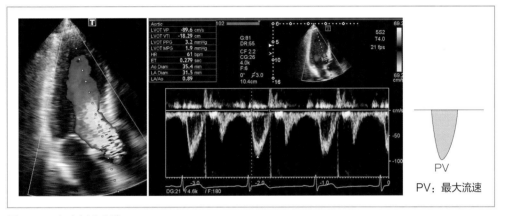

图6-13　左室射出血流

① 显示心尖部长轴断面。

② 按下彩色多普勒法的按键。

③ 在显示器显示左室射血的同时，把取样容积放置在主动脉瓣的正下方。

④ 按下脉冲多普勒法的按键，调整图像并冻结。

⑤ 测量最大流速（PV）、时间-流速积分（time-velocity integral，TVI）值。跟踪时间-流速积分波形。

要点提示

- 多普勒声束和射出血流形成的角度应尽量小（30°以内）。不进行角度校正。

- 尽量不出现瓣膜的干扰。

- 测量左室流出道（left ventricular outflow，LVOT）内径和时间-流速积分值，可以计算出每搏输出量（stroke volume，SV）（图6-14）。

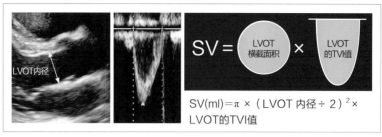

图6-14　每搏输出量的计算

重　点

- 取样容积靠近主动脉瓣过近会测到加速的血流，导致对结果高估。反之，距离主动脉瓣口过远则会导致过低的评价结果。

3　二尖瓣环移动速度（图6-15）

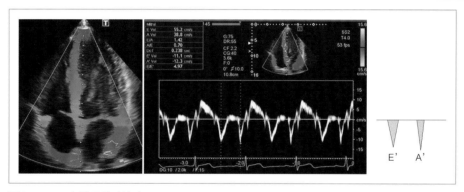

图6-15　二尖瓣环移动速度

① 将探头放置在心尖部，显示出心尖部四腔心断面。

② 按下组织多普勒法的按键。

③ 取样容积放置在二尖瓣前叶的瓣环部。

④ 按下脉冲多普勒法的按键，调整图像并冻结。

⑤ 测量舒张早期二尖瓣环移动速度（E'vel）、心房收缩期二尖瓣环移动速度（A'vel）。

⑥ 计算出左室流入道的E和E/E'比值。

要点提示

- 将取样容积设定为5～10mm。

- 将流速标尺设定为25cm/s以下。

- 过滤器的最低水平降低，增益也降低。

- 如果必要的话，音响功率也降低。

- 最好能将这些设定的条件编入自定义菜单。

- E/E'比值是用来评价左室舒张功能的指标。

连续多普勒法

右室收缩压的推算（图6-16）

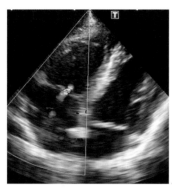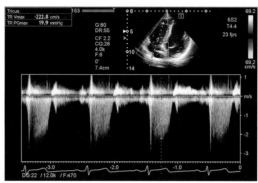

图6-16 右室收缩压的推算

① 胸骨旁四腔心断面，显示出右室流入道长轴断面。

② 按下彩色多普勒法的按键。

③ 用连续多普勒法记录三尖瓣反流的部位与反流方向。

④ 按下连续多普勒法的按键，调整图像并冻结。

⑤ 测定最大流速，利用简易伯努利方程推算右室收缩压。

要点提示

- 取样线与三尖瓣反流方向尽量保持一致。无须进行角度校正。

- 简易伯努利方程：压差（mmHg）= 4×流速的平方。

- 右室收缩压 = 4×三尖瓣反流速度的平方+右房压（一般按10mmHg计算）。

- 这个病例的右室收缩压 = $4 \times 2.23^2 + 10 = 30$（mmHg）。

- 实际的右房压比正常测值还要低，只有在右心衰竭时才会增加。为此，有时也采用下腔静脉内径和呼吸性变化来推断右房压。

- 有各种各样的推算方法，其中一种方法如图6-17所示。

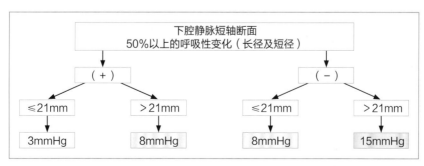

图6-17 用下腔静脉内径推算右房压的方法

心脏的异常图像

高血压心脏病

高血压心脏病是由动脉硬化、肾病等引起高血压，进而导致左室壁肥厚，心脏出现功能障碍（主要是舒张功能障碍）的疾病。

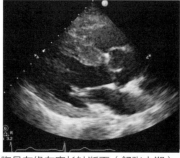
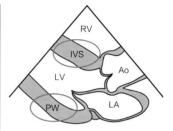

胸骨左缘左室长轴断面（舒张末期）

IVS：室间隔	LV：左室
PW：后壁	Ao：主动脉
RV：右室	LA：左房

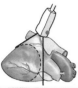

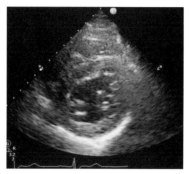
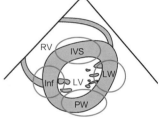

腱索水平左室短轴断面（舒张末期）

LV：左室	Inf：下壁
RV：右室	LW：侧壁
IVS：室间隔	PW：后壁

这些图像中的回声所见

① 整个左室壁都肥厚。

② 左室舒张末期径线值正常。

③ 被归类为左室向心性肥厚。

这些图像以外的特征性回声所见

① 左室收缩功能正常，舒张功能下降。

② 左房容积增加。

③ 升主动脉扩张。

本例的回声所见总结

室间隔厚度（IVST）15mm，后壁厚度（PWT）14mm，左室舒张末期内径（LVDd）47mm，左室收缩末期内径（LVDs）28mm，左室内径短轴缩短率（FS）40%，射血分数（EF）70%。

左房内径（LAD）36mm，主动脉内径（AoD）40mm，升主动脉内径（AsAoD）37mm，左室心肌质量（LV mass）335g，左室心肌质量指数（LV mass index）197g/m^2。

E/A 0.92，E波减速时间（DcT）212ms，E/E' 15.0，右室收缩压（RVSP）36mmHg。

二尖瓣反流（－），主动脉瓣反流（－），三尖瓣反流（±），肺动脉瓣反流（－）。

左室向心性肥厚。左室收缩功能正常，但舒张功能轻度减低。

肥厚型心肌病

肥厚型心肌病是病因不明的、以室壁肥厚和舒张功能障碍为特征的心肌疾病。室壁局限性肥厚是其特征，约50%的患者会伴有遗传基因异常。

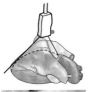

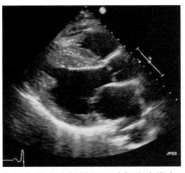
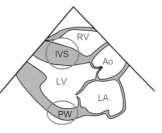

LA：左房　　　　Ao：主动脉
LV：左室　　　　PW：后壁
RV：右室　　　　IVS：室间隔

胸骨左缘左室长轴断面（舒张末期）

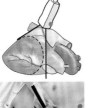
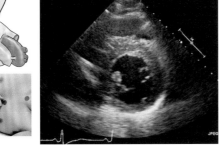
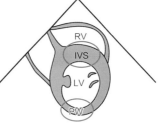

RV：右室　　　　IVS：室间隔
LV：左室　　　　PW：后壁

腱索水平左室短轴断面（舒张末期）

这些图像中的回声所见

① 室间隔比后壁的肥厚更明显。

② 室间隔基底部比中央部肥厚更明显。

③ 左室舒张末期径线值正常。

这些图像以外的特征性回声所见

① 左室壁不均匀性肥厚。

② 左室射血功能正常，但舒张功能减低。

③ 左室流出道没有出现狭窄性血流（左室内出现流速为3m/s以上的血流时称为闭塞性肥厚型心肌病）。

本例的回声所见总结

IVST 20mm，PWT 11mm，LVDd 51mm，LVDs 27mm，FS 40%，EF 77%。

LAD 46mm，AoD 34mm，AsAoD 30mm，LV mass 422g，LV mass index 226g/m^2。

E/A 3.63，DcT 165ms，E/E' 13.8，RVSP 45mmHg。

二尖瓣反流（＋），主动脉瓣反流（±），三尖瓣反流（±），肺动脉瓣反流（±）。

室间隔至左室心尖部肥厚（非对称性室间隔肥厚）。左室收缩功能正常，但舒张功能明显减低。左室流出道没有狭窄，左房轻度扩张。

主动脉瓣狭窄

主动脉瓣口的狭窄使左室与主动脉之间产生压差，导致左室肥厚。疾病早期由于向心性肥厚，左室舒张功能下降。病因包括年龄增加引起的动脉硬化（主要是钙化）、风湿性疾病、先天性因素（主要是二叶瓣）。

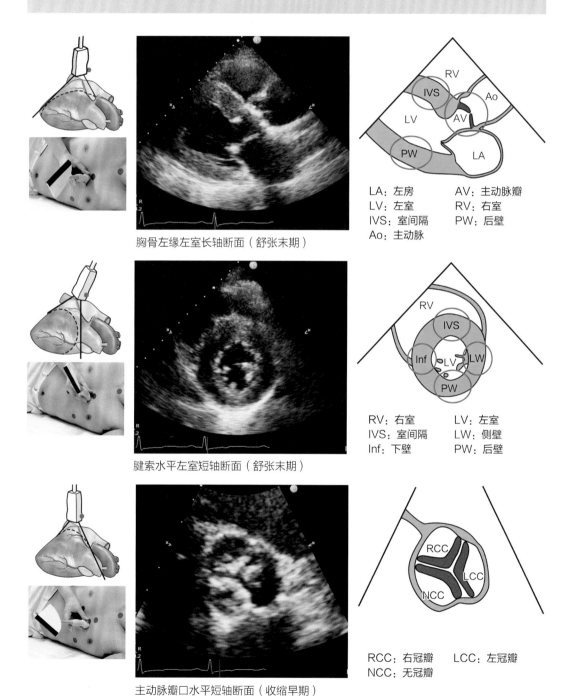

胸骨左缘左室长轴断面（舒张末期）

LA：左房　　　AV：主动脉瓣
LV：左室　　　RV：右室
IVS：室间隔　　PW：后壁
Ao：主动脉

腱索水平左室短轴断面（舒张末期）

RV：右室　　　LV：左室
IVS：室间隔　　LW：侧壁
Inf：下壁　　　PW：后壁

主动脉瓣口水平短轴断面（收缩早期）

RCC：右冠瓣　　LCC：左冠瓣
NCC：无冠瓣

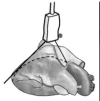

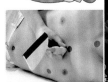

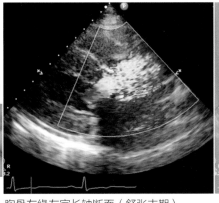

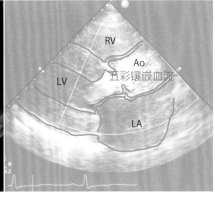

胸骨左缘左室长轴断面（舒张末期）

RV—右室；LV—左室；Ao—主动脉；LA—左房

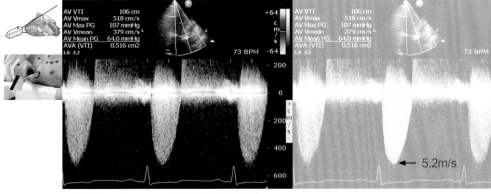

连续多普勒法显示通过主动脉瓣的血流波形

这些图像中的回声所见

① 主动脉瓣的三个瓣膜都出现肥厚，显示为高回声（钙化）。

② 主动脉瓣口狭窄，但是接合部并没有粘连。

③ 左室壁全周性肥厚。

④ 升主动脉扩张，出现马赛克样的血流信号。

⑤ 主动脉瓣口最大血流速度明显增快，为5.2m/s。

这些图像以外的特征性回声所见

① 主动脉瓣的活动性下降。

② 左室收缩功能正常，但是舒张功能减低。

本例的回声所见总结

主动脉瓣口面积（AVA）：0.5cm^2（连续式），0.6cm^2（平面测量法）。主动脉瓣口最大流速（Vmax）5.2m/s，平均压差（MPG）61mmHg。

IVST 17mm，PWT 15mm，LVDd 40mm，LVDs 25mm，FS 38%，EF 68%。

LAD 45mm，AoD 37mm，AsAoD 39mm，LV mass 308g，LV mass index 189g/m^2。

E/A 0.61，DcT 283ms，E/E' 27.4，RVSP 31mmHg。

二尖瓣反流（+），主动脉瓣反流（+），三尖瓣反流（±），肺动脉瓣反流（±）。

动脉硬化性的重度主动脉瓣狭窄时，左室向心性肥厚。尽管左室收缩功能正常，但是舒张功能轻度下降。

升主动脉和左房轻度扩张。主动脉瓣轻度反流。

要点提示　主动脉瓣狭窄的严重程度

指标	轻度	中度	重度
主动脉瓣口最大血流速度 / m·s^{-1}	<3.0	3.0～4.0	>4.0
收缩期平均压差 / mmHg	<25	25～40	>40
瓣口面积 / cm^2	>1.5	1.0～1.5	<1.0
瓣口面积系数 / cm^2·m^{-2}	—	—	<0.6

注：引自 American College of Cardiology, American Heart Association Tark Force on Practice Guidelines, Society of Cardiovascular Anesthesiologist, et al. ACC/AHA 2006 guidelines for the management of patients with valvular heart disease: a report of the American College of Cardiology/American Heart Association Task Force on Practice Guidelines. J Am Coll Cardiol, 2006, 48(3): e1-e148。

急性心肌梗死

急性心肌梗死是冠状动脉闭塞而引起的心肌缺血、心肌损害的疾病。

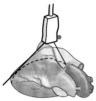

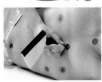

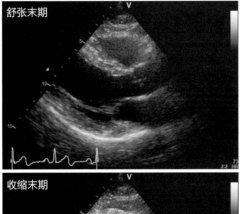

舒张末期

收缩末期

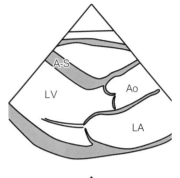

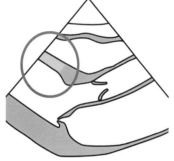

胸骨左缘左室长轴断面

LV：左室　　A-S：前间壁
LA：左房　　Ao：主动脉

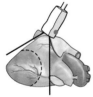

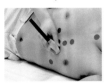

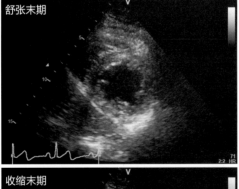

舒张末期

收缩末期

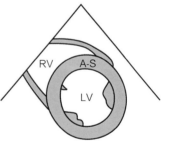

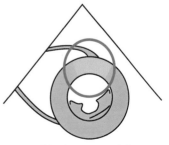

乳头肌水平左室短轴断面

A-S：前间壁　　RV：右室
LV：左室

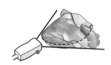
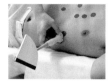

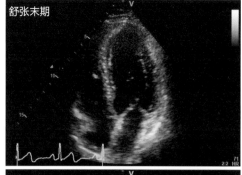

舒张末期

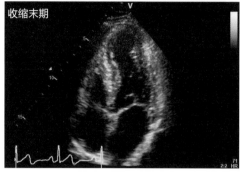

收缩末期

心尖部四腔心断面

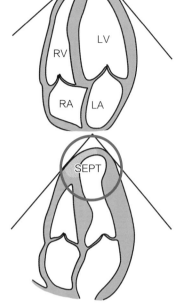

RV：右室　　LA：左房
LV：左室　　SEPT：室间隔
RA：右房

这些图像中的回声所见

① 左室前间壁及室间隔中部至心尖部的全部室壁，收缩期增厚消失。

② 没有出现壁的菲薄化和回声性状的变化。

③ 其他壁的活动良好。

这些图像以外的特征性回声所见

① 室壁运动异常与冠状动脉的走行一致。

② 并发症。

　　a.室间隔穿孔：右室内显示出马赛克样的血流信号。

　　b.乳头肌断裂：二尖瓣瓣尖附着块样回声及重度二尖瓣反流。

　　c.心脏破裂：心脏周围可检测到游离性无回声区。

　　d.右室梗死：右冠状动脉梗死病例多出现右室梗死，表现为右室壁活动异常和
　　　心输出量减低。

本例的回声所见总结

左室前间壁及室间隔中部至心尖部的全部室壁运动异常；没有出现室壁的菲薄化及回声性状的变化的情况，由此怀疑为左冠状动脉前降支为主的急性冠脉综合征。

要点提示　左室壁运动异常的评价

评价左室壁动脉异常时，以下三项为重点。

① 心内膜的活动。

② 有无室壁增厚。

③ 室壁的回声性状。

另外，结合胸痛等胸部症状，以及左室壁运动异常与冠状动脉的走行一致的情况，怀疑为急性冠脉综合征。

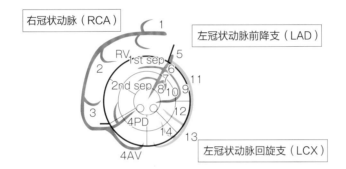

RV—右室；1—右冠状动脉近段；2—右冠状动脉中段；3—右冠状动脉远段；4AV—右冠状动脉右室前支；4PD—右冠状动脉后降支；5—左冠状动脉近段；6—左冠状动脉前降支近段；7—左冠状动脉前降支中段；8—左冠状动脉前降支远段；9—左冠状动脉室间支；10—左冠状动脉室间隔支；11—左冠状动脉回旋支中段；12—左冠状动脉室间支；13—左冠状动脉回旋支远段；14—左冠状动脉室间支；1st sep—前间壁中段；2nd sep—前间壁基底段

注意：急性冠脉综合征是急性冠状动脉闭塞引起的缺血性心脏疾病的总称。根据闭塞的程度，急性冠脉综合征包括从不稳定型心绞痛到非ST段抬高型心肌梗死、ST段抬高型心肌梗死等各种类型。

扩张型心肌病

扩张型心肌病以心肌收缩功能不全和左室腔扩大为特征的疾病。

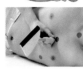
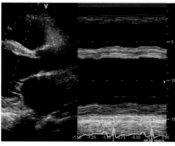
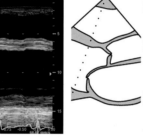

胸骨左缘左室长轴断面

Ao：升主动脉　　LA：左房　　LV：左室

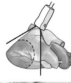

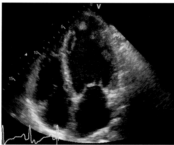

左室M型

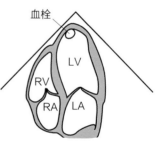

心尖部四腔心断面

RV：右室　　　RA：右房

LV：左室　　　LA：左房

这些图像中的回声所见

① 左室腔呈球形扩大。

② 左室壁不肥厚。

③ 根据肥大的形式，被视为离心性肥大。

④ 左室壁弥漫性运动低下。

⑤ 心尖部血栓。

这些图像以外的特征性回声所见

① 左室舒张功能低下（有必要根据多普勒法评价舒张功能）。

② 左房容积增加。

③ 左室的扩大伴随瓣环的增大，导致二尖瓣反流。

④ 心功能不全时，判断肺动脉压，肺毛细血管楔压升高。

本例的回声所见总结

IVST 12mm，PWT 11mm，LVDd 63mm，LVDs 57mm，FS 10%，EF 20%（MOD 法），LV mass 330g，LV mass index 201g/m^2。

AoD 35mm，LAD 53mm，二尖瓣反流（＋），三尖瓣反流（±），主动脉瓣反流（±），肺动脉瓣反流（±）。

E/A 2.87，DcT 121ms，E/E' 12.3，RVSP 42mmHg，肺毛细血管楔压（PCWP）20mmHg。

左室扩大，室壁弥漫性运动减低。左室流入血流被判断为限制型，判断肺动脉压，推测肺毛细血管楔压升高。

主动脉夹层动脉瘤

主动脉壁中膜处发生剥离而形成两个腔（真腔和假腔）的状态。
真腔与假腔之间可观察到剥离的内膜（flap）。

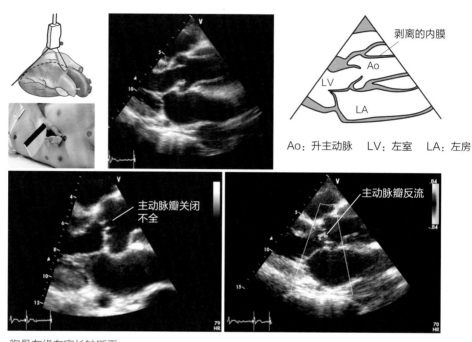

Ao：升主动脉　　LV：左室　　LA：左房

胸骨左缘左室长轴断面

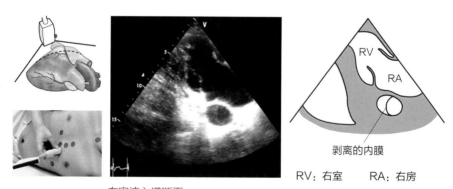

右室流入道断面

RV：右室　　RA：右房

这些图像中的回声所见

① 升主动脉内可观察到剥离的内膜。

② 主动脉瓣脱垂。

③ 主动脉瓣反流。

④ 降主动脉内也观察到剥离的内膜。

这些图像以外的特征性回声所见

① 心包积液及心脏压塞。

② 主动脉夹层波及分支血管时，可发生急性动脉闭塞。

③ 假腔在血栓闭塞的情况下，可观察到主动脉壁为双层。

④ 假腔开放型，可观察到从真腔到假腔的入口部（entry），以及从假腔到真腔的再入口部（re-entry）。

本例的回声所见总结

升主动脉和降主动脉内观察到活动性的剥离的内膜，判断为DeBakey I 型主动脉夹层动脉瘤。主动脉瓣环扩张，主动脉瓣脱垂导致反流。

A：atrial filling velocity，心房收缩期流速

A-S：antero-septal，前间壁

A'vel：atrial systolic mitral annular velocity，心房收缩期二尖瓣环移动速度

AML：anterior mitral leaflet，二尖瓣前叶

Ao：aorta，主动脉（升主动脉）

AoD：aortic diameter，主动脉内径

AR：aortic regurgitation，主动脉瓣反流

AsAoD：ascending aorta diameter，升主动脉内径

AV：aortic valve，主动脉瓣

AVA：aortic valve area，主动脉瓣口面积

DcT：E-wave deceleration time，E波减速时间

E：early diastolic filling velocity，舒张早期流速

E'vel：early diastolic mitral annular velocity，舒张早期二尖瓣环移动速度

EF：ejection fraction，射血分数

FS：fractional shortening，左室内径短轴缩短率

Inf：inferior，下壁

IVS：interventricular septum，室间隔

IVST：interventricular septal thickness，室间隔厚度

LA：left atrium，左房

LAD：left atrial dimension，左房内径

left anterior descending artery，左冠状动脉前降支

LCC：left coronary cusp，左冠瓣

LCX：left circumflex coronary artery，左冠状动脉回旋支

LV：left ventricle，左室

LV mass：left ventricular mass，左室心肌质量

LV mass index：left ventricular mass index，左室心肌质量指数

LVDd：left ventricular end-diastolic dimension，左室舒张末期内径

LVDs：left ventricular end-systolic dimension，左室收缩末期内径

LVOT：left ventricular outflow tract，左室流出道

LW：lateral wall，侧壁

MPA：main pulmonary artery，肺动脉干

MPG：mean pressure gradient，平均压差

MR：mitral regurgitation，二尖瓣反流

NCC：non-coronary cusp，无冠瓣

PCWP：pulmonary capillary wedge pressure，肺毛细血管楔压

PML：posterior mitral leaflet，二尖瓣后叶

PR：pulmonary regurgitation，肺动脉瓣反流

PV：peak velocity，最大流速

PW：posterior wall，后壁

PWT：posterior wall thickness，后壁厚度

RA：right atrium，右房

RCA：right coronary artery，右冠状动脉

RCC：right coronary cusp，右冠瓣

RV：right ventricle，右室

RVOT：right ventricular outflow tract，右室流出道

RVSP：right ventricular systolic pressure，右室收缩压

SEPT：septum，室间隔

SV：stroke volume，每搏输出量

TR：tricuspid regurgitation，三尖瓣反流

TVI：time-velocity integral，时间–流速积分

Vmax：maximum velocity，最大流速

第七章

血管
（颈部动脉、肾动脉）

小谷敦志

颈部动脉超声检查的对象包括颈总动脉、颈内动脉、颈外动脉、椎动脉。0.1mm 单位内中膜复合体厚度和斑块的严重程度可作为动脉硬化的评价指标。而且，通过观察脉冲多普勒法的血流波形，可推断病变部位的严重程度和其他部位发生病变的可能性。现在，颈部动脉超声也广泛用于血管内治疗前后的评价。

肾动脉超声包括对肾动脉和肾脏的检查。肾动脉超声的目的是多方面的，可诊断肾动脉狭窄引起的肾血管性高血压。动脉粥样硬化导致的肾动脉狭窄好发于肾动脉起始部，使用多普勒法可以做出诊断。另外，可通过观察肾实质内的血流及肾脏的长径来评价肾功能。

颈部动脉

对颈部动脉的评价要使用断层法、彩色多普勒法、脉冲多普勒法等多种方法，必须结合血管的特性设定断面。检查目的是检测和评价斑块，根据血流波形来推测和诊断远端或近端的病变等。

【检查时的注意事项】

- 患者的体位：基本的体位是去枕仰卧位。
- 观察一侧时头向对侧轻度旋转（从正中偏转约30°）。
- 在颈动脉前方与侧方等两个以上方向进行检查。
- 使用线阵型探头。

断层法

1 颈总动脉短轴断面（图7-1，7-2）

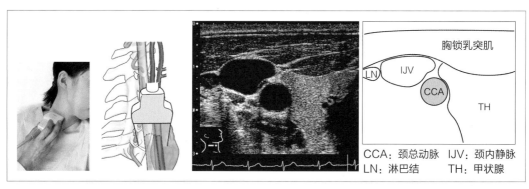

图7-1 颈总动脉短轴断面（前方断面）

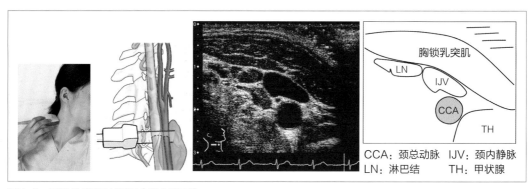

图7-2 颈总动脉短轴断面（侧方断面）

① 探头放置在颈部中部附近，与体表垂直，显示前方与侧方横断面。

② 视野深度在4cm以内，颈总动脉呈正圆形，显示在画面中央。

③ 通过前方与侧方断面，观察颈总动脉起始部、颈动脉窦及全部颈总动脉，评价有无病变。

要点提示

- 观察前方断面时探头的位置（图7-1）：在右颈部，颈内静脉显示在颈总动脉的左侧；在左颈部，颈内静脉显示在颈总动脉的右侧。
- 观察侧方断面时探头的位置（图7-2）：在画面上宜将颈内静脉显示在颈总动脉的前方。与前方断面相比，可观察到更多的深部结构。

重　点

- 如果颈总动脉不呈正圆形，就要考虑断面倾斜的可能。
- 与超声波声束相平行的对侧壁部分容易显示不良。

2　颈总动脉长轴断面（图7-3，7-4）

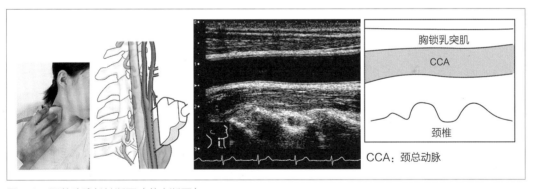

图7-3　颈总动脉长轴断面（前方断面）

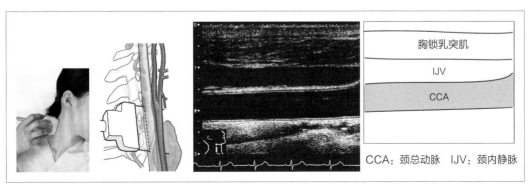

图7-4　颈总动脉长轴断面（侧方断面）

① 在颈部中部附近将探头与体表垂直纵向放置，显示出前方与侧方断面。

② 视野深度在4cm以内，显示出最大短径的长轴断面。

③ 在前方与侧方不同的位置，连续显示颈总动脉起始部及颈动脉窦的长轴断面，评价有无病变。

要点提示

- 记录最大短径。连续显示从近端到远端内中膜复合体厚度（intima-media thickness，IMT），注意血管侧壁的显示（图7-5）。

- 正常IMT为1mm以下（图7-6）。

- IMT的测量是从内膜的前缘到外膜的前缘（图7-7）。

- 测量IMT时的视野深度：如果大于必要的深度，精确度会下降，所以尽可能应用变焦功能进行测量（图7-7）。

- 在长轴断面测量IMT时，超声波声束与血管壁尽量垂直。如果探头倾斜，超声波声束就会倾斜，此时要使用偏转功能（图7-8）。

- 在长轴断面测量斑块，变化断面位置以显示近端与远端病变。注意不要测量长轴断面中显示出的侧壁斑块（图7-9）。

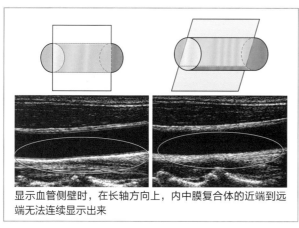

显示血管侧壁时，在长轴方向上，内中膜复合体的近端到远端无法连续显示出来

图7-5 记录长轴最大短径

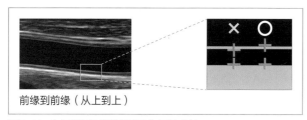

前缘到前缘（从上到上）

图7-7 IMT测量时测量标尺的摆放方法

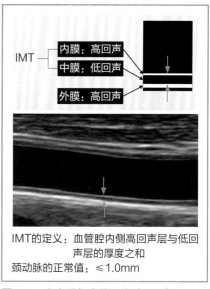

IMT的定义：血管腔内侧高回声层与低回声层的厚度之和

颈动脉的正常值：≤1.0mm

图7-6 内中膜复合体厚度（IMT）

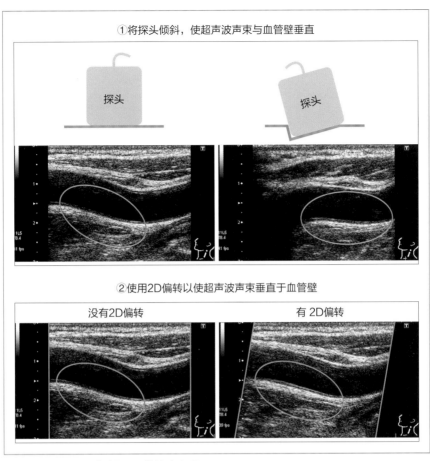

①将探头倾斜，使超声波声束与血管壁垂直

探头　探头

②使用2D偏转以使超声波声束垂直于血管壁

没有2D偏转　有 2D偏转

图7-8　长轴断面时测量IMT的注意事项

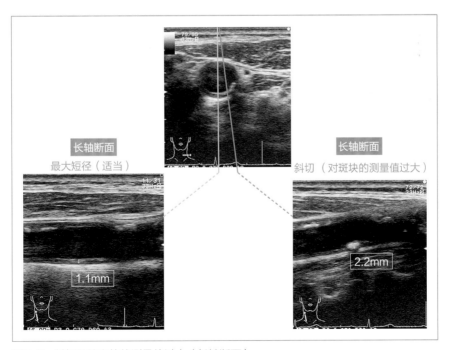

长轴断面　长轴断面

最大短径（适当）　斜切（对斑块的测量值过大）

1.1mm

2.2mm

图7-9　斜切导致斑块的测量值过大（长轴断面）

3 颈动脉窦短轴断面（图7-10，7-11）

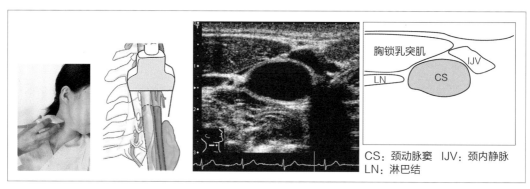

图7-10 颈动脉窦短轴断面（前方断面）

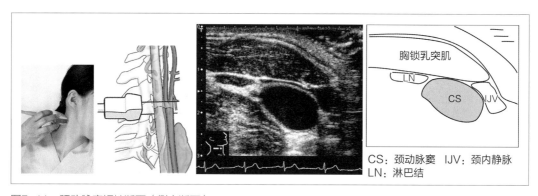

图7-11 颈动脉窦短轴断面（侧方断面）

　①从前文所述的显示颈总动脉短轴断面的位置，将探头向远端连续移动会比较容易观察。

　②将颈动脉窦显示在画面的中央。

　③在前方及侧方不同的断面上，连续显示颈总动脉到颈动脉分支部，评价有无病变。

要点提示

- 观察前方断面时探头的位置（图7-10）：画面上颈总动脉的上方位置显示为颈内静脉为宜。

- 观察侧方断面时探头的位置（图7-11）：画面上可比前方断面更好地显示颈总动脉及侧方的颈内静脉。

重　点

- 因为颈动脉窦局部有动脉压力感受器，附近还有化学感受器，所以避免过度压迫非常重要。

4 颈动脉窦长轴断面（图7-12, 7-13）

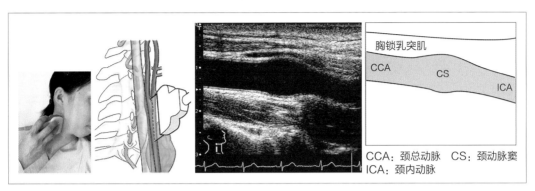

图7-12　颈动脉窦长轴断面（前方断面）

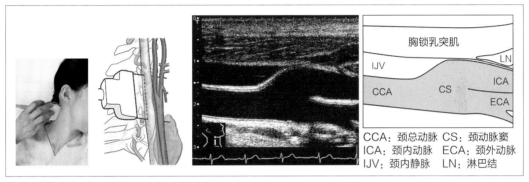

图7-13　颈动脉窦长轴断面（侧方断面）

① 如前文所述，当显示颈总动脉长轴断面时，将探头向远端连续移动会比较容易观察。

② 在画面中央显示颈动脉窦。

③ 在前方与侧方多方位显示颈动脉窦的整体形态，以评价有无病变（如斑块等）。

要点提示

- 超声波声束不能与颈动脉窦的内中膜复合体垂直时，在长轴方向上也不能连续地显示。

- 在长轴断面上测量斑块厚度时，超声波声束要与外膜垂直（图7-14）。

- 因下颌骨的影响而不能良好地显示斑块时，侧方断面会有助于观察。

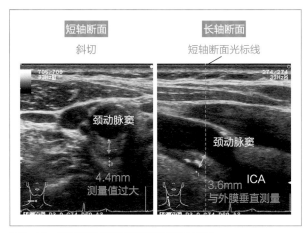

图7-14　测量颈动脉窦斑块时的注意事项

5　颈内动脉短轴断面（图7-15，7-16）

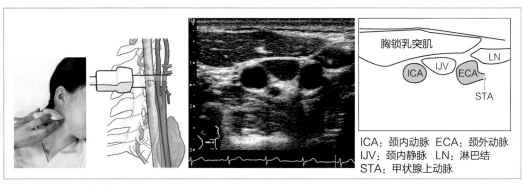

图7-15　颈内动脉近端短轴断面

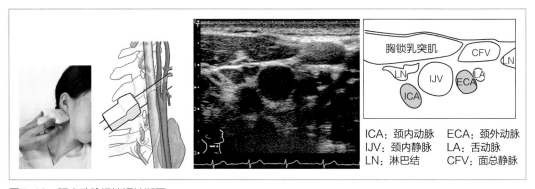

图7-16　颈内动脉远端短轴断面

① 如前文所述，在显示颈总动脉短轴断面的位置，将探头从颈动脉窦向远端连续移动会比较容易观察（图7-15）。

② 多数颈内动脉比颈外动脉走行位置更深（图7-15）。

③ 因下颌骨的影响，有时也会倾斜探头。另外，因颈内动脉向深部走行，血管与超声波声束不能垂直，斜切扫查会变得容易些（图7-16）。

- 因下颌骨的影响，在观察前方断面时探头的观察范围受限。
- 颈内动脉与颈外动脉不同，在可显示的范围内不能显示分支血管。

重 点

- 在斜切断面上测量病变时，多数结果是不正确的，报告时要注意。

6 颈内动脉长轴断面（图7-17）

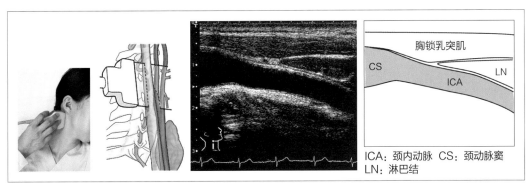

ICA：颈内动脉 CS：颈动脉窦
LN：淋巴结

图7-17 颈内动脉长轴断面（侧方断面）

① 如前文所述，在显示颈动脉窦长轴断面的位置，将探头向远端连续移动可较容易地观察。

② 以颈动脉窦为基准在长轴方向上连续向远端扫查，此时要注意显示最大短径断面。

要点提示

- 扫查颈内动脉长轴断面时，观察前方断面时因下颌骨的影响，探头的活动范围受限。因此，多应用受影响较小的侧方断面。
- 由于颈内动脉从颈动脉窦向深部走行，内中膜复合体显示不佳的情况较多。

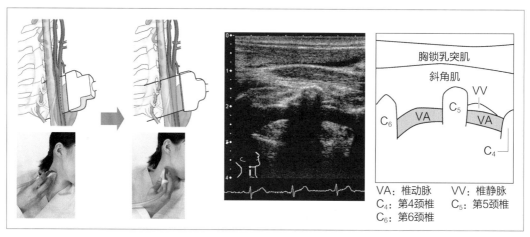

图7-18　椎动脉长轴断面

① 从前文所述的颈动脉长轴断面开始，将探头向外侧倾斜扫查。

② 视野深度在4cm以内，在椎体间扫查显示椎动脉。

③ 显示最大径断面，从椎动脉起始部到远端，尽可能沿长轴断面进行连续扫查。

要点提示

- 因椎动脉的位置较深，所以显示不佳的情况比较多，可应用彩色多普勒法进行指导和确认（参见下文"彩色多普勒法"）。

彩色多普勒法

彩色多普勒法基本上是"血流方向+平均流速表示法"的显示方式。

以断层法为基准，检测低回声斑块和异常血流。

如果血流为层流，则以单色显示。马赛克样的图像提示狭窄病变处存在涡流。

近年来随着技术的发展，噪声对分辨率的影响有所减小，使得"血流方向+能量显示法"在观察血管走行方面发挥了作用。

1 颈总动脉、颈动脉窦和颈内动脉短轴断面（图7-19）

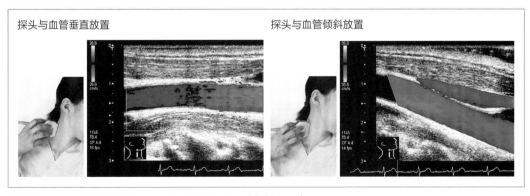

图7-19 探头的倾斜方向不同，显示的颜色不同（短轴断面）

① 各部位的显示方法以断层法为基准。

② 应用彩色多普勒法。血流速度显示幅度（彩色流速标尺）设定在20～40cm/s。

③ 应用前方断面与侧方断面，从颈总动脉起始部到颈内动脉远端以长轴方向连续地显示。

要点提示

- 在短轴断面的显示过程中，与断层法（如CT）不同，若探头在体表边倾斜、边显示，则能够更灵敏地显示（图7-19）。

2 颈总动脉、颈动脉窦和颈内动脉长轴断面（图7-20）

图7-20 探头的倾斜方向不同，显示的颜色不同（长轴断面）

① 各部位的显示方法以断层法为基准。

② 应用彩色多普勒法。血流速度显示幅度（彩色流速标尺）设定在20～40cm/s。

③ 应用前方断面与侧方断面，从颈总动脉起始部到颈内动脉远端以长轴方向连续地显示。

- 彩色多普勒法的显示与断层法不同，超声波声束与血流方向尽量平行，用倾斜探头和颜色反转来提高灵敏度（图7-20）。

重　点

- 因颈动脉窦处的血流呈涡流，所以应降低彩色的灵敏度。为此注意不要误诊低回声斑块（图7-21）。

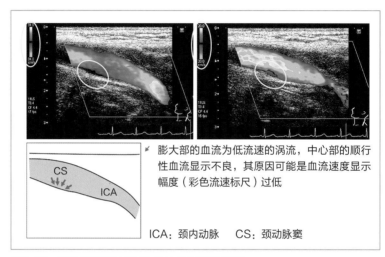

膨大部的血流为低流速的涡流，中心部的顺行性血流显示不良，其原因可能是血流速度显示幅度（彩色流速标尺）过低

ICA：颈内动脉　　CS：颈动脉窦

图7-21　彩色多普勒法可显示出血流是否为涡流

3　椎动脉长轴断面（图7-22）

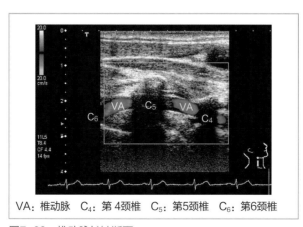

VA：椎动脉　　C_4：第4颈椎　　C_5：第5颈椎　　C_6：第6颈椎

图7-22　椎动脉长轴断面

① 各部位的显示方法以断层法为基准。

② 应用彩色多普勒法。血流速度显示幅度（彩色流速标尺）设定在20cm/s左右。

③显示最大径断面，从椎动脉起始部到远端尽可能沿长轴断面连续扫查。

- 当血流不能显示时，将血流速度显示幅度（彩色流速标尺）设定在10cm/s以下。
- 椎动脉在椎体间的走行会有变异，因为存在顺行性，即使彩色多普勒法显示方向不同也要留意。

脉冲多普勒法

1 颈总动脉血流（图7-23）

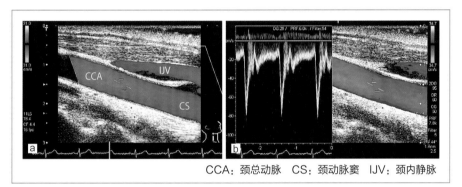

CCA：颈总动脉　　CS：颈动脉窦　　IJV：颈内静脉

图7-23　颈总动脉血流

①显示颈总动脉长轴断面。

②因探头倾斜角度不同，显示的色彩不同，所以应设定超声波声束与血流方向尽量平行的断面（图7-20）。

③将取样容积设置为血管径的1/3~1/2，放置在距颈动脉窦近端15~20mm的血管中央（图7-23a）。

④调整血流方向与脉冲多普勒取样线的角度（图7-23a）。

⑤记录快速傅里叶变换波形（图7-23b）。

⑥将显著顺行性血流设定为基线。调整波形，使之不要超出血流速度显示幅度，进行记录（图7-23b）。

- 角度校正是产生误差的主要因素，角度较小时误差较小。一般60°以上的角度校正可出现18%以上的误差。

- 对于FFT波形，将顺行性血流设置为向上或向下均可。滤波器设置在100Hz左右。

2 椎动脉血流（图7-24）

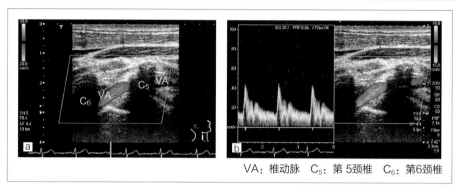

VA：椎动脉 C₅：第5颈椎 C₆：第6颈椎

图7-24 椎动脉血流

① 显示椎动脉长轴断面。

② 因探头倾斜角度不同，显示的色彩不同，所以应设定超声波声束与血流方向尽量平行的断面（图7-24a）。

③ 将取样容积设置为血管径的1/3～1/2，并放置在彩色多普勒法显示良好的椎体间（$C_3 \sim C_6$附近）的血管中央（图7-24a）。

④ 调整血流方向与脉冲多普勒取样线的角度（图7-24a）。

⑤ 记录FFT波形（图7-24b）。

⑥ 将显著顺行性血流设定为基线。调整波形，使之不要超出血流速度显示幅度，进行记录（图7-24b）。

要点提示

- 角度校正是产生误差的主要因素，角度较小时误差较小。一般60°以上的角度校正可出现18%以上的误差。
- 对于FFT波形，将滤波器设置在100Hz左右。

重　点

- 对于FFT波形的表示，将顺行性血流设置为向上或向下均可。但是，出现逆行性血流时，将测量负值标记为"（－）"，与顺行性血流分别报告。

肾动脉和肾内动脉

扫查肾动脉和肾内动脉时，要将断层法与彩色多普勒法结合使用。在断层法显示不良时，彩色多普勒法对血管的判断、与静脉的鉴别、血流方向的确认等都很有用。检查目的是判断有无肾动脉狭窄、评价肾功能，这种评价主要应用多普勒法。

【扫查时的注意事项】

检查肾动脉和肾内动脉时，患者的基本体位是仰卧位。但是，显示肾内血流时也采取侧卧位。

使用凸阵型探头。

断层法 + 彩色多普勒法

彩色多普勒法基本上是"血流方向+平均流速表示法"的评价方式。但是，近年来随着技术的发展，噪声对分辨率的影响有所减小，使得"血流方向+能量显示法"在观察血管走行方面发挥了作用。

1 腹主动脉长轴断面（图7-25）

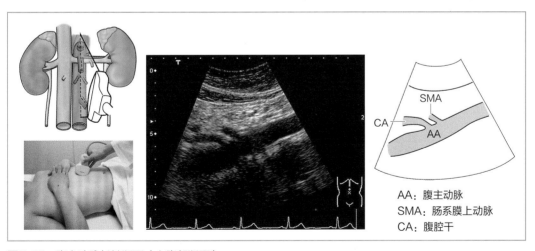

AA：腹主动脉
SMA：肠系膜上动脉
CA：腹腔干

图7-25 腹主动脉长轴断面（上腹部断面）

① 将探头纵向放置在上腹部正中。

② 显示腹主动脉长轴断面，确认腹腔干与肠系膜上动脉的位置。

③ 彩色多普勒法显示血管走行，会更容易确认（图7-26）。

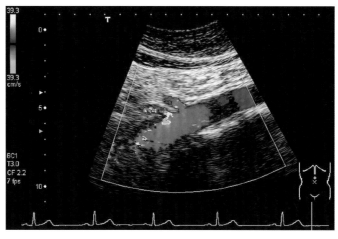

图7-26 腹主动脉长轴断面（上腹部断面，彩色多普勒图像）

要点提示

- 应用彩色多普勒法时，将血流速度显示幅度（彩色流速标尺）设定在40cm/s左右。
- 应用彩色多普勒法时，将探头向足侧移动，超声波声束与血流方向尽量平行，显示的灵敏度会很高（图7-27）。

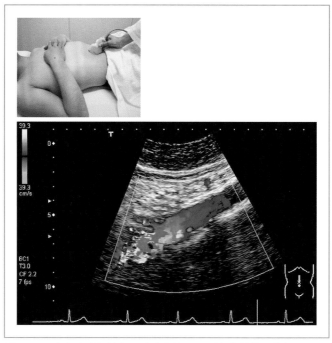

图7-27 腹主动脉长轴断面（脐上断面，彩色多普勒图像）

2 肾动脉起始部长轴断面（图7-28~7-31）

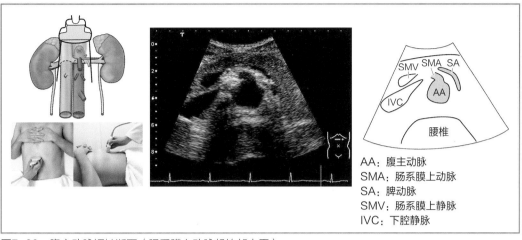

图7-28　腹主动脉短轴断面（肠系膜上动脉起始部水平）

AA：腹主动脉
SMA：肠系膜上动脉
SA：脾动脉
SMV：肠系膜上静脉
IVC：下腔静脉

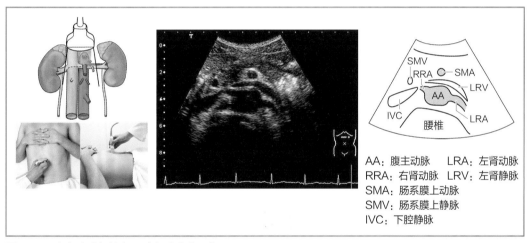

图7-29　腹主动脉短轴断面（肾动脉水平）

AA：腹主动脉　　LRA：左肾动脉
RRA：右肾动脉　LRV：左肾静脉
SMA：肠系膜上动脉
SMV：肠系膜上静脉
IVC：下腔静脉

① 从腹主动脉长轴断面上的肠系膜上动脉中心部位，将探头逆时针方向旋转90°，就是肠系膜上动脉短轴断面（图7-28）。

② 从肠系膜上动脉短轴水平将超声波声束向足侧倾斜1~2cm，探头稍做移动即可显示肾动脉起始部（图7-29）。肠系膜上动脉起始部向足侧约1cm即肾动脉分支处。

③ 很多情况下两侧的肾动脉起始部不能同时显示，所以通常是分别来显示（图7-30，7-31）。肾动脉从腹主动脉稍向背侧下方走行，观察右肾动脉时将探头逆时针方向略微旋转，观察左肾动脉时将探头顺时针方向略微旋转，即能显示出长轴方向。左肾动脉比右肾动脉起始部稍高。

④ 尽可能显示从肾动脉起始部到远端的长轴断面（图7-32）。

⑤ 与彩色多普勒法结合使用来确认血管走行（图7-31，7-32）。

7

第七章　血管（颈部动脉、肾动脉）

177

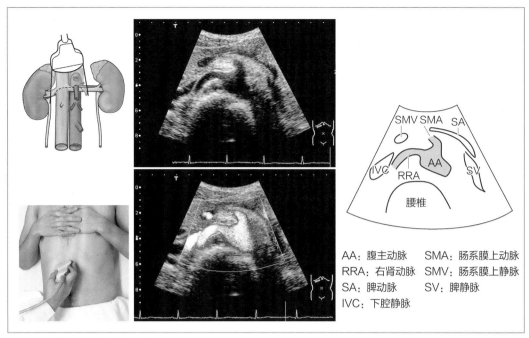

图7-30　右肾动脉起始部长轴断面

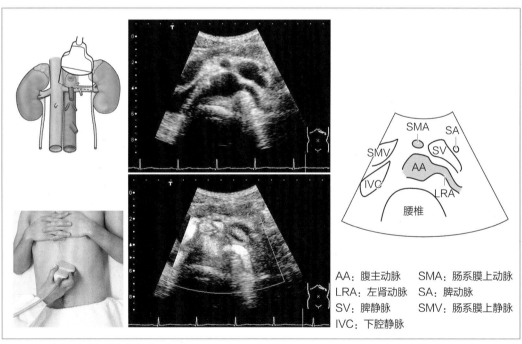

图7-31　左肾动脉起始部长轴断面

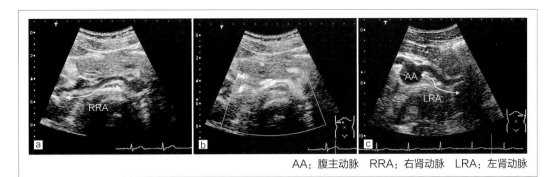

AA：腹主动脉　RRA：右肾动脉　LRA：左肾动脉

图7-32　肾动脉长轴断面（起始部至远端）

a. 右肾动脉断面图像；b. 右肾动脉彩色多普勒图像；c. 左肾动脉断面图像

要点提示

- 应用彩色多普勒法时的血流速度显示幅度（彩色流速标尺）设定在40cm/s左右。
- 起始部狭窄时，局部血流呈马赛克样，闭塞时彩色血流消失。
- 为显示腹主动脉，探头进行加压，使视野深度变浅，可较容易地显示（图7-33）。
- 在断层上可能会识别出多条肾动脉。此时，要评价各自的血流（图7-34）。

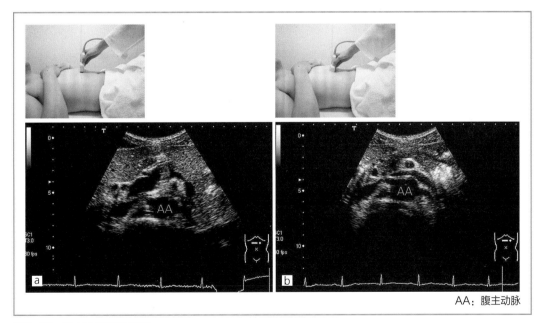

AA：腹主动脉

图7-33　腹主动脉短轴断面

a. 探头压迫前；b. 探头压迫后

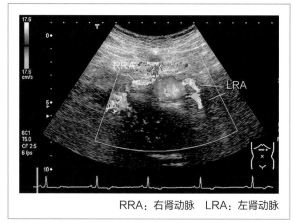

RRA：右肾动脉　LRA：左肾动脉

图7-34　腹主动脉短轴断面（肾动脉起始部水平）

显示左肾动脉为2条

- 右肾动脉的腹侧有左肾静脉伴行。两者的血流都是负向，颜色都呈蓝色。两者的鉴别方法：应用脉冲多普勒法观察血流波形较容易鉴别。

3　肾的长轴断面（图7-35）

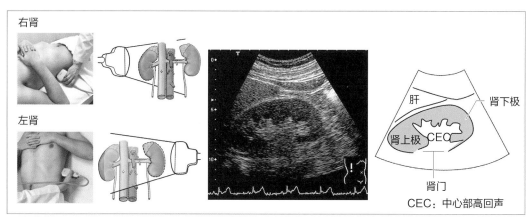

右肾

左肾

肝　肾下极

肾上极　CEC

肾门

CEC：中心部高回声

图7-35　肾的长轴断面

肾的长轴断面是评价肾内动脉的断面。

① 将探头放置在左右侧腹部（腋后线附近，肋弓下的肋间）。

② 显示肾门部，显示最大长径的长轴断面，可较好地显示肾实质（图7-35）。

③ 结合彩色多普勒法确认血流走行（图7-36）。

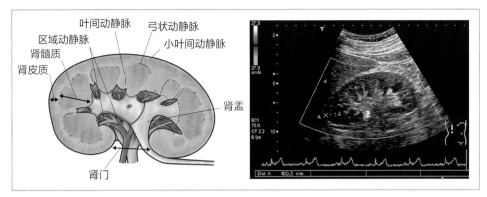

图7-36 肾的长轴断面解剖与彩色多普勒图像

要点提示

- 当显示不良或最大长径的长轴断面不能完全显示时，有必要从背侧进行扫查。此时，将膝关节向对侧稍屈曲以使腰部轻轻悬起，会更容易观察（图7-37）。
- 因肾上极位于肋骨后方，通常最大长径的长轴断面（特别是左肾）不容易显示。深吸气可较容易地显示肾的全部（图7-38）。
- 应用彩色多普勒法时，将血流速度显示幅度（彩色流速标尺）设定在20～40cm/s。尽管应用断层法时有时会良好地显示肾实质，但是也有彩色多普勒法显示不良的情况，此时应将血流速度显示幅度（彩色流速标尺）设定为10cm/s左右。

重 点

- 如果扫查断面超出肾的侧面，则不能显示最大长径，可能无法正确鉴别肾内区域动脉（图7-39）。

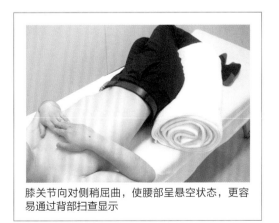

膝关节向对侧稍屈曲，使腰部呈悬空状态，更容易通过背部扫查显示

图7-37 侧腹部断面的扫查技巧

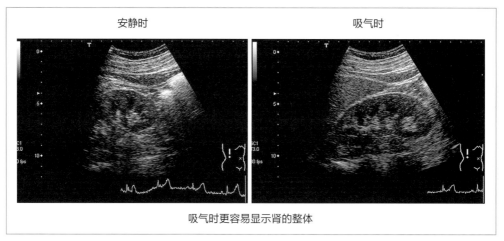

安静时　　　　　　　　　　　　　　吸气时

吸气时更容易显示肾的整体

图7-38　显示最大长径的肾的长轴断面（肾的整体）

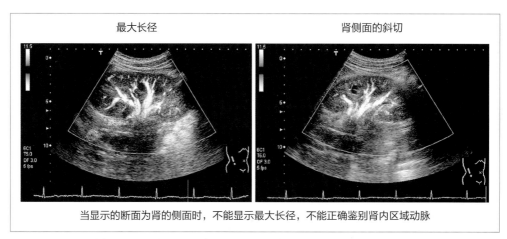

最大长径　　　　　　　　　　　　　肾侧面的斜切

当显示的断面为肾的侧面时，不能显示最大长径，不能正确鉴别肾内区域动脉

图7-39　显示最大长径的肾的长轴断面（彩色多普勒法）

脉冲多普勒法

1　腹主动脉血流（图7-25）

① 显示腹主动脉长轴断面。

② 移动探头位置，使超声波声束与血流方向尽量平行（图7-25，7-27）。

③ 调整取样容积为血管径的1/3～1/2，并将其放置在肠系膜上动脉附近的血管中央（图7-40）。对血流方向和脉冲多普勒取样容积的角度进行校正。

④ 记录FFT波形（图7-40）。滤波器设置在100Hz左右。

⑤ 按顺行性血流为有意义的标准来设定基线。对超出显示范围的血流速度进行调整并记录（图7-40）。

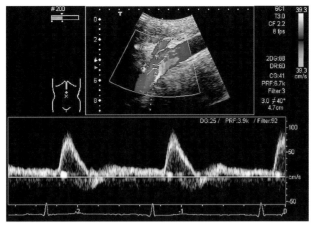

图7-40　腹主动脉脉冲多普勒波形

要点提示

- 与彩色多普勒法结合使用，更容易了解血流方向。
- 因为角度校正是产生误差的主要因素，所以角度较小时误差较小。一般60°以上的角度校正可出现18%以上的误差。

2　肾动脉起始部血流（图7-41，7-42）

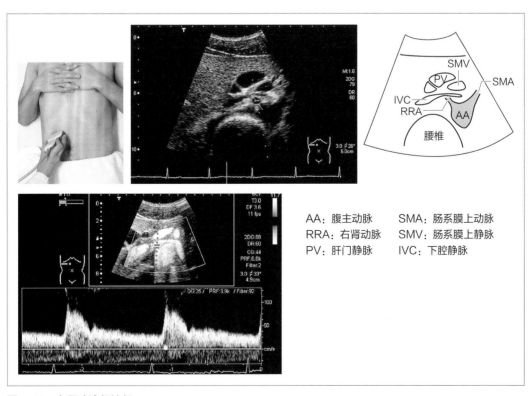

AA：腹主动脉　　SMA：肠系膜上动脉
RRA：右肾动脉　　SMV：肠系膜上静脉
PV：肝门静脉　　IVC：下腔静脉

图7-41　右肾动脉起始部

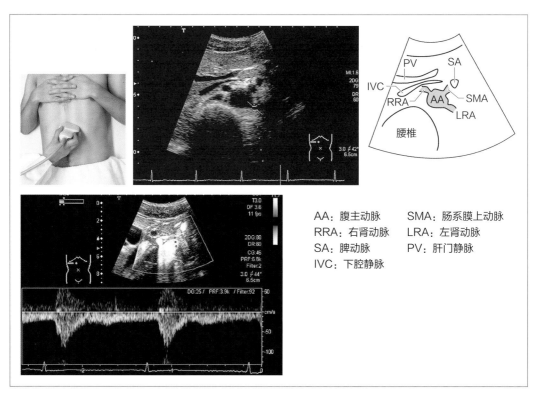

AA：腹主动脉　　　　SMA：肠系膜上动脉
RRA：右肾动脉　　　　LRA：左肾动脉
SA：脾动脉　　　　　　PV：肝门静脉
IVC：下腔静脉

图7-42　左肾动脉起始部

① 显示肾动脉起始部水平的腹主动脉短轴断面。

② 按超声波声束与肾动脉起始部的血流方向尽量平行的原则移动探头。

③ 取样容积设置为3~5mm，放置在分支后直行部分的血管中央。

④ 记录FFT波形。

⑤ 按顺行性血流为有意义来设定基线。对超出波形的血流速度进行调整并记录。

要点提示

- 与彩色多普勒法结合使用更容易了解血流方向。

- 肾动脉从腹主动脉分出，沿水平方向并向背侧走行，分支后走行方式多样。右肾动脉分支后直接向背侧走行，左肾动脉分支后多沿腹壁侧水平走行，需选择适当的断面来显示。

- 校正血流方向与取样容积之间的角度。

- 因为角度校正是产生误差的主要因素，所以角度较小时误差较小。一般60°以上的角度校正可出现18%以上的误差。

- FFT波形表示血流方向，滤波器设置在100Hz以下。

3　肾内血流（图7-43）

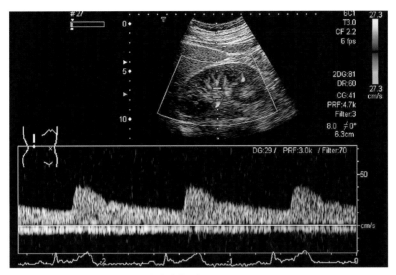

图7-43　肾内区域动脉的脉冲多普勒波形

① 显示肾的长轴断面（目的是评价肾内动脉）。

② 用彩色多普勒法显示（图7-35，7-36）。

③ 将取样容积设定为5mm左右，放置在肾内区域动脉的部位（图7-43）。

④ 记录FFT波形（图7-43）。

⑤ 按顺行性血流为有意义的标准来设定基线。对超出显示范围的血流速度进行调整并记录（图7-43）。

要点提示

- 尽量不使用多普勒校正角度，设定断面的血流方向与脉冲多普勒取样线尽量平行。
- 对FFT波形，将滤波器设置在100Hz以下。
- 显示不良时，将取样容积设定为10mm左右，进一步降低滤波器的设定值。

颈动脉和肾动脉的异常图像

颈内动脉闭塞

颈内动脉闭塞是指颈内动脉的内中膜复合体过度增厚、形成斑块而造成血管腔闭塞的情况，或其他游离的血栓等栓子造成闭塞的情况。作为一种疾病，颈内动脉闭塞可造成脑缺血，导致半身的运动障碍、感觉障碍、语言障碍，在严重的情况下可导致短暂性脑缺血发作或脑梗死。

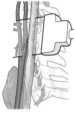 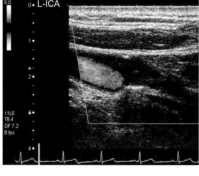 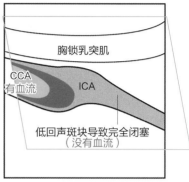

L-ICA：左颈内动脉　　ICA：颈内动脉　　CCA：颈总动脉

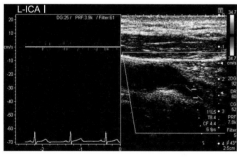 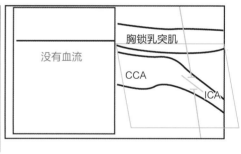

左颈动脉窦至颈内动脉长轴断面的彩色多普勒法（上）和脉冲多普勒法（下）

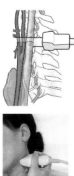 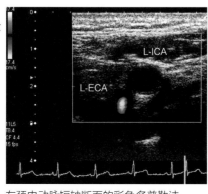 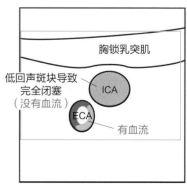

左颈内动脉短轴断面的彩色多普勒法

L-ECA：左颈外动脉
L-ICA：左颈内动脉

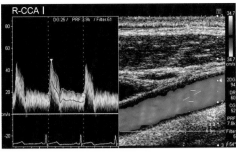

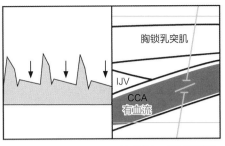

右颈总动脉长轴断面的脉冲多普勒法血流波形

↓：舒张期血流速度　　R-CCA：右颈总动脉
　　　　　　　　　　　　CCA：颈总动脉
　　　　　　　　　　　　IJV：颈内静脉

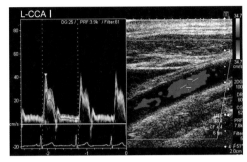

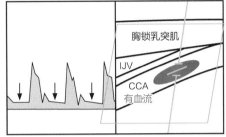

左颈总动脉长轴断面的脉冲多普勒法血流波形

↓：舒张期血流速度　　L-CCA：左颈总动脉
　　　　　　　　　　　　CCA：颈总动脉
　　　　　　　　　　　　IJV：颈内静脉

这些图像中的回声所见

① 左颈内动脉内呈低回声（血栓），管腔完全闭塞。

② 彩色多普勒法在左颈内动脉未显示有血流信号。

③ 应用比彩色多普勒法更敏感的能量多普勒法，同样也没有显示颈内动脉内的血流。

④ 左颈总动脉的舒张期血流波形比右颈总动脉低。

这些图像以外的特征性回声所见

① 如果脑的后循环与前循环之间的侧支丰富的话，椎动脉的血流速度会提高。

② 健侧颈总动脉的血流速度提高。

③ 急性闭塞时，确认血栓充满血管腔或为可动性斑块（oscillating thrombus）等。

④ 慢性期颈内动脉或颈总动脉的血管腔比健侧细小。

⑤ 慢性期如果在患侧颈内动脉与颈外动脉之间建立侧支的话，颈外动脉的血流波形会变为颈内动脉化波形。

本例的测量值与回声所见总结

左颈内动脉血流速度：0m/s。

右颈总动脉血流速度：收缩期最大血流速度为47cm/s，舒张末期血流速度为20cm/s，平均血流速度为25cm/s，搏动指数为1.08，阻力指数为0.57，多普勒角为54°。

左颈总动脉血流速度：收缩期最大血流速度为41cm/s，舒张末期血流速度为5cm/s，平均血流速度为14cm/s，搏动指数为2.57，阻力指数为0.87，多普勒角为51°。

右侧与左侧颈总动脉血流波形的舒张末期血流速度比（ED ratio）增高，为4.0。

因为左颈内动脉内病变的发病时间很短，故考虑低回声的异常回声为血栓。根据以上数据，考虑为左侧颈内动脉完全闭塞。

颈动脉斑块

斑块是指在动脉的内膜上产生的，由脂质、黏多糖、血液和其他组织来源的物质及纤维结缔组织等局部增殖，以及钙化等共同构成，并伴有中膜变化的隆起性病变。斑块是粥状硬化性动脉硬化的主要原因。

根据颈动脉超声对内中膜复合体厚度（IMT）的评价，将超过1.0mm的局限性隆起性病变定义为斑块。进而根据斑块内部的回声水平对其进行分类，即含有血液、脂肪成分的斑块为低回声斑块，含有纤维结缔组织的斑块为等回声斑块，以钙化病变为中心的斑块为高回声斑块。

其中，低回声的斑块容易发生破裂。破裂后游离的斑块会变为栓子，成为引起脑梗死和短暂性脑缺血发作的危险的斑块。另外，可动性斑块和溃疡性病变也被视为危险的斑块。

另外，斑块占血管截面积50%以上的病理状态被称为狭窄。颈动脉窦及颈内动脉是斑块的好发部位。

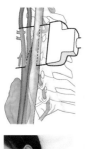
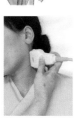
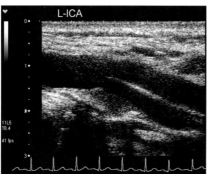
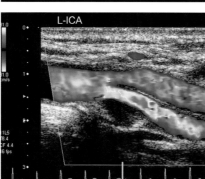
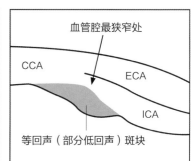
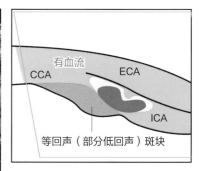

左颈内动脉长轴断面（上）及彩色多普勒法（下）

CCA：颈总动脉　　ICA：颈内动脉
ECA：颈外动脉　　L-ICA：左颈内动脉

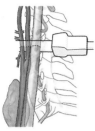

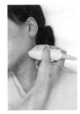

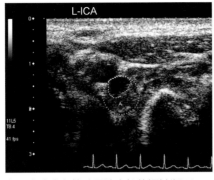

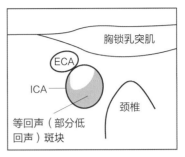

胸锁乳突肌

ECA

ICA

颈椎

等回声（部分低
回声）斑块

ICA：颈内动脉　　ECA：颈外动脉
L-ICA：左颈内动脉

左颈内动脉血管腔最狭窄处的短轴断面

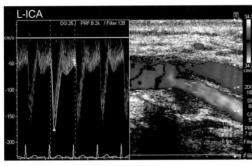

左颈内动脉长轴断面下血管腔最狭窄处的脉冲多普
勒法血流波形

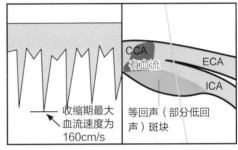

CCA
有血流
ECA
ICA

收缩期最大
血流速度为
160cm/s

等回声（部分低回
声）斑块

CCA：颈总动脉　　ICA：颈内动脉
ECA：颈外动脉　　L-ICA：左颈内动脉

这些图像中的回声所见

① 左颈内动脉起始部的等回
声（部分低回声）斑块。

② 斑块不可移动。

这些图像以外的特征性回声所见

颈内动脉的狭窄程度已变得非常严重，患
侧颈总动脉舒张期的血流速度低下。

本例的回声所见总结

斑块最厚处为4.5mm，斑块长约45mm。

根据长轴断面计算的狭窄率，欧洲颈动脉外科试验（European Carotid Surgery Trial，
ECST）法为64%，北美症状性颈动脉内膜切除术试验（North American Symptomatic Carotid
Endarterectomy Trial，NASCET）法为52%。

从短轴断面计算的面积狭窄率为72%。

血管腔最狭窄处的最大血流速度为160cm/s。

左颈内动脉起始部出现非活动性等回声亮度斑块，没有形成明显的狭窄。

肾动脉狭窄

肾动脉狭窄可引起肾灌注压降低，肾小球旁细胞分泌肾素亢进，肾素–血管紧张素系统功能亢进，从而导致肾血管性高血压。肾血管性高血压占全部高血压的1%，中老年患者最多，为动脉硬化引起；其次是年轻女性，大多由纤维肌性发育不良引起。动脉硬化性肾动脉狭窄发生在肾动脉起始部，纤维肌性发育不良发生在肾动脉远端部分。

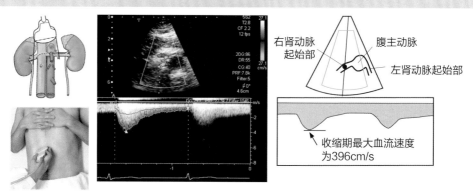

右肾动脉起始部的连续多普勒法血流波形

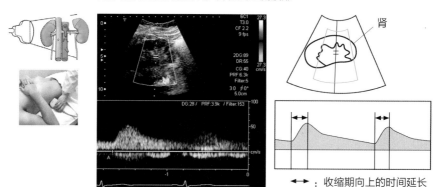

右肾实质内区域动脉的脉冲多普勒法血流波形

这些图像中的回声所见

① 肾动脉起始部可探及加速血流。

② 患侧的右肾实质内，区域动脉的血流波形的收缩期加速时间延长，呈现狭窄后波形。

这些图像以外的特征性回声所见

① 动脉硬化性肾动脉狭窄主要引起肾动脉近端部位狭窄。

② 纤维肌性发育不良引起的肾动脉狭窄，肾动脉远端部位呈串珠状变形，从而形成狭窄。

③ 肾实质内的血流速度比健侧减低。

④ 慢性期患侧出现肾萎缩。

本例的回声所见总结

肾动脉起始部的最大血流速度为396cm/s。

腹主动脉的最大血流速度为92cm/s，肾动脉与腹主动脉的收缩期血流速度之比为4.3。

患侧肾实质内的区域动脉血流：最大血流速度为50cm/s，收缩期加速时间为192ms。

为右肾动脉重度狭窄。

慢性肾功能不全

慢性肾功能不全是数月至数十年内肾功能逐渐下降，最终发展为终末期肾衰竭（尿毒症）的不可逆性疾病，是血清肌酐水平为2mg/dl以上或肾小球滤过率为正常值的50%以下的状态。导致慢性肾功能不全的疾病有糖尿病肾病、慢性肾小球肾炎、肾硬化等。一般情况下，随着肾功能下降，肾皮质变得菲薄，表面不光滑，肾萎缩。特别是因糖尿病而出现的肾萎缩，其萎缩程度难以想象。

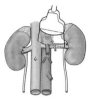
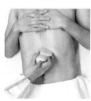
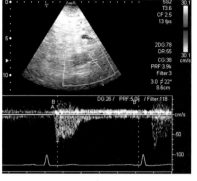
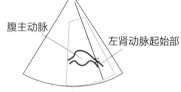

左肾动脉起始部的脉冲多普勒法血流波形　↑：舒张期血流速度低下

左肾动脉起始部

腹主动脉

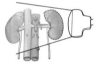

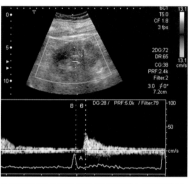
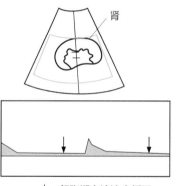

左肾实质内区域动脉的脉冲多普勒法
血流波形

肾

↓：舒张期血流速度低下

这些图像中的回声所见

① 发现患侧左肾动脉起始部的舒张期血流速度降低，推测为末梢血管阻力增高。

② 在患侧肾内区域动脉中观察到舒张期血流速度的降低，可疑为肾功能低下。

这些图像以外的特征性回声所见

① 肾内血流减少。

② 多为肾萎缩。

本例的回声所见总结

患侧肾动脉起始部的最大血流速度为68cm/s，舒张末期血流速度为9cm/s。

肾实质内区域动脉血流：最大血流速度为34cm/s，舒张末期血流速度为4cm/s，阻力指数为0.83。左肾长径：78mm。

为慢性肾功能不全。

【第七章的缩略语】

AA：abdominal aorta，腹主动脉

C₄：4th cervical vertebra，第4颈椎

C₅：5th cervical vertebra，第5颈椎

C₆：6th cervical vertebra，第6颈椎

CA：celiac artery，腹腔干

CCA：common carotid artery，颈总动脉

CEC：central echo complex，中心部高回声

CFV：common facial vein，面总静脉

CS：carotid sinus，颈动脉窦

ECA：external carotid artery，颈外动脉

FFT：fast Fourier transform，快速傅里叶变换

ICA：internal carotid artery，颈内动脉

IJV：internal jugular vein，颈内静脉

IMT：intima-media thickness，内中膜复合体厚度

IVC：inferior vena cava，下腔静脉

LA：lingual artery，舌动脉

LN：lymph node，淋巴结

LRA：left renal artery，左肾动脉

LRV：left renal vein，左肾静脉

PV：portal vein，肝门静脉

RRA：right renal artery，右肾动脉

RRV：right renal vein，右肾静脉

SA：splenic artery，脾动脉

SMA：superior mesenteric artery，肠系膜上动脉

SMV：superior mesenteric vein，肠系膜上静脉

STA：superior thyroid artery，甲状腺上动脉

SV：splenic vein，脾静脉

TH：thyroid gland，甲状腺

VA：vertebral artery，椎动脉

VV：vertebral vein，椎静脉

第八章

血管
（腹主动脉、下肢动脉和
下肢静脉）

八锹恒芳

功夫不负有心人。

血管超声检查需要进行大范围的观察，掌握起来比较困难。但是，由于在不同部位观察的都是血管，检查者可能又会觉得不难。首先回想一下解剖，然后用探头进行检查，重要的是要尝试。本章阐述了观察血管的基本手法。

腹主动脉

1 腹主动脉纵断像（图8-1）

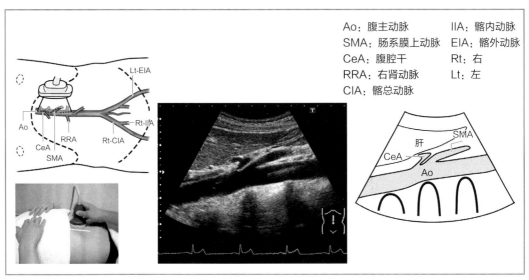

Ao：腹主动脉 　　　IIA：髂内动脉
SMA：肠系膜上动脉 　EIA：髂外动脉
CeA：腹腔干 　　　　Rt：右
RRA：右肾动脉 　　　Lt：左
CIA：髂总动脉

图8-1　腹主动脉纵断像

① 将探头纵行放置在剑突下并适当加压。

② 以肝左叶纵断像、胰体部、胃窦部作为标记。

③ 同时显示腹腔干起始部、肠系膜上动脉起始部，这是正中的纵断面。

④ 在这个断面上可以确认有无胸-腹主动脉瘤，以及腹腔干、肠系膜上动脉起始部的异常等。

⑤ 如果彩色多普勒显示有涡流或反流的血流，则提示有狭窄或夹层。

要点提示

- 超声波声束与大动脉壁垂直的断面图像，可以清楚地显示血管壁。

- 应用彩色多普勒法和脉冲多普勒法时，使超声波声束和血管的夹角减到最小限度，可得到更准确的多普勒信息（图8-2）。

- 彩色多普勒法的流速标尺的设定：设定在腹主动脉收缩期最大血流速度的1/2，一般为40～50cm/s。这个设定值可以得到血管腔内全部彩色多普勒信号，并且狭窄处病变呈马赛克样的血流信号，因而更容易被识别。但是，对于心功能不全等整体流速慢的病例，要将流速标尺降低。

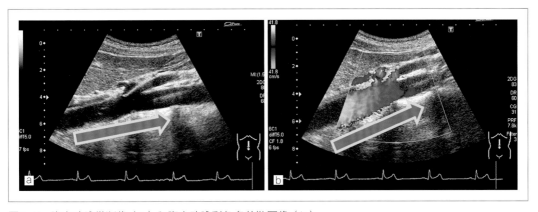

图8-2　腹主动脉纵断像（a）和腹主动脉彩色多普勒图像（b）

纵断像是血管与超声波声束垂直而显示出来的，而应用彩色多普勒法时多普勒声束方向与血管走行方向相接近

2　腹主动脉横断像（图8-3）

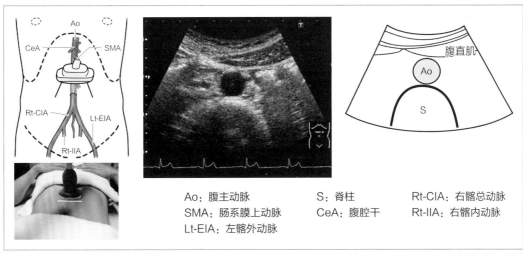

Ao：腹主动脉	S：脊柱	Rt-CIA：右髂总动脉
SMA：肠系膜上动脉	CeA：腹腔干	Rt-IIA：右髂内动脉
Lt-EIA：左髂外动脉		

图8-3　腹主动脉横断像

① 将探头横置在脐上附近，轻轻加压可显示腹主动脉末端。

② 保持探头方向不变，向上方连续扫查可显示整个腹主动脉。

③ 显示腹主动脉近端的肠系膜上动脉、腹腔干、肾动脉的起始部（图8-4）。

④ 利用彩色多普勒法观察血流，确认有无狭窄及夹层。

要点提示

- 定义椭圆形动脉瘤的标准是瘤体内径是正常血管径的1.5倍。对于腹主动脉，内径超过3cm可诊断为腹主动脉瘤。

- 瘤体直径：垂直横断面中显示最大面积后，测量最短的径线值。以这个"最大短径"作为腹主动脉瘤的直径，测量血管外膜间的距离（图8-5）。

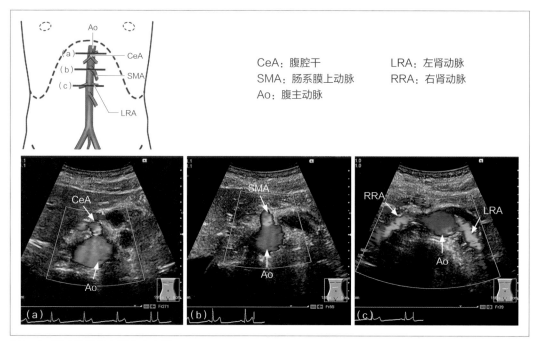

图8-4　腹主动脉的主要分支血管

CeA：腹腔干　　　　　LRA：左肾动脉
SMA：肠系膜上动脉　　RRA：右肾动脉
Ao：腹主动脉

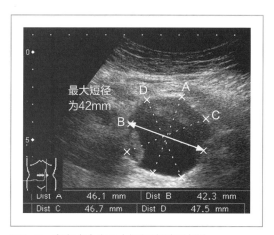

图8-5　腹主动脉瘤最大短径的测量实例

显示瘤体的垂直横断面，目测确认最大短径部，测量
几处直径，采用最短径作为"最大短径"

下肢动脉

1 髂动脉区域（图8-6）

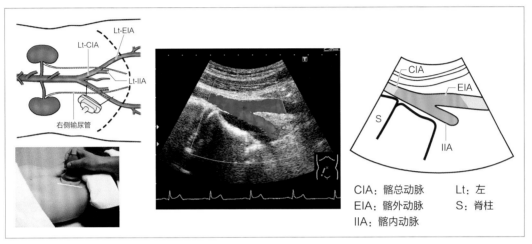

图8-6 观察髂动脉区域图像

① 压迫探头以排除消化道气体的干扰。

② 根据压迫气体的状态选择更容易观察的角度，每次观察时情况都会不同，所以尝试多方向地压迫。

③ 腹主动脉末端附近或者髂外动脉末端（腹股沟区）是相对容易显示的部位，所以从那里扫查。

④ 纵断面是彩色多普勒法观察血流图像的基本断面，探头尽量向纵行方向倾斜，使血管和多普勒入射角靠近。这样多普勒图像中显示的血流颜色会比较好。

要点提示

设定彩色多普勒的技巧

动脉内的血液是层流，中心部分流速最高，血管壁附近流速较低。设定彩色多普勒的流速标尺，显示血管腔内中心部分彩色最鲜艳，血管壁附近彩色稍暗，正常血流会显示为均一的颜色，狭窄部位的高速血流呈马赛克样，容易被捕捉到。测量收缩期最大流速（peak systolic velocity，PSV），也可以测量PSV的1/2流速水平。

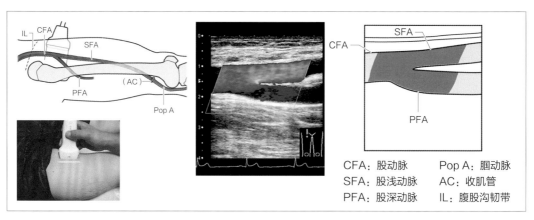

图8-7　对股动脉区域的观察

① 将探头放置在腹股沟区能感觉到搏动的部位。如果感觉不明显，首先要在横断面上轻轻地压迫以确认血管的位置。

② 确认从股动脉分出的股深动脉（股深动脉多在股浅动脉的外侧走行）。

③ 分支部位是狭窄病变的好发部位，要特别注意观察。

④ 在纵断像上应用彩色多普勒法观察血流，连续扫查至腘动脉。

⑤ 腘动脉（膝关节附近）是很难显示的部位。如果观察近端有困难的话，从膝关节背侧向近端扫查（图8-8）。

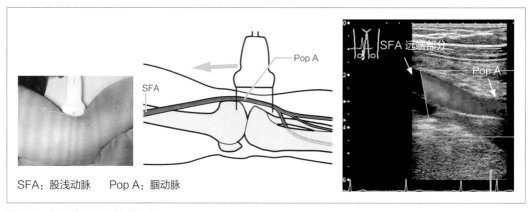

图8-8　对股浅动脉远端的观察
从腘窝向膝内侧上方扫查，可比较容易地观察膝关节附近的血管

3 腘动脉区域（图8-9）

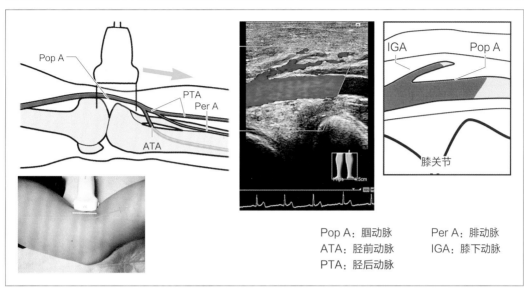

Pop A：腘动脉　　Per A：腓动脉
ATA：胫前动脉　　IGA：膝下动脉
PTA：胫后动脉

图8-9　对腘动脉区域的观察

① 小腿向外侧稍屈曲，将探头放置在腘窝内。在最初横断面上，腘动脉的前方可显示出腘静脉。

② 使膝关节尽量靠近大腿，结合彩色多普勒法向踝关节连续扫查。

③ 从膝关节向下，在腘动脉远端向右下方扫查。之后将探头向外侧倾斜，显示胫前动脉的分支部，连续扫查胫后动脉（胫腓动脉干）。

4 膝下区域（胫后动脉、胫前动脉和腓动脉）

膝下3个分支的观察体位：可采取坐位、仰卧位、俯卧位等，根据设备的不同而采取不同的体位。在这里用比较容易显示的坐位观察法来说明。

4.1 胫后动脉（图8-10）

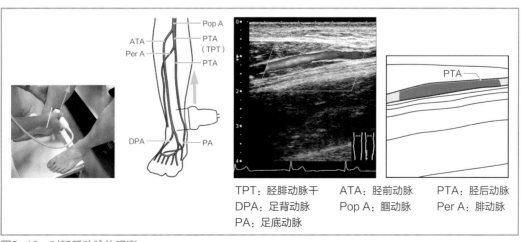

TPT：胫腓动脉干　　ATA：胫前动脉　　PTA：胫后动脉
DPA：足背动脉　　Pop A：腘动脉　　Per A：腓动脉
PA：足底动脉

图8-10　对胫后动脉的观察

① 将探头纵向放置在内踝后方能感觉到动脉搏动的部位。显示困难时，将探头横向放置以显示血管的横断面，在显示血管的部位将探头切换为纵断面。在内踝处显示伴行的静脉。

② 用没有握探头的手，在与探头等高的对侧进行按压，并向上方扫查（彩色多普勒法）。

③ 在膝关节附近血管变得迂曲，显示腓动脉分支部（图8-11）。

④ 向近端滑动扫查，显示胫前动脉的分支部后，对胫后动脉的观察就可以结束。

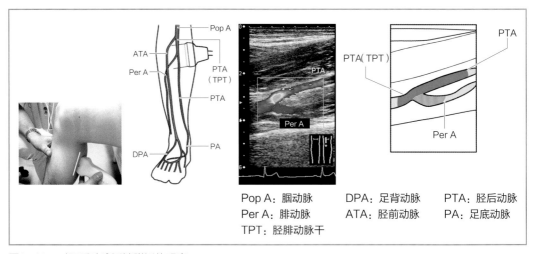

图8-11　对胫后动脉近端附近的观察

4.2　胫前动脉至足背动脉（图8-12）

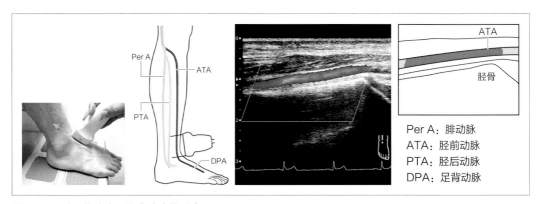

图8-12　对胫前动脉至足背动脉的观察

① 在足的背侧显示足背动脉。开始以横断面可以较容易地捕捉到血管。足背动脉表浅，容易被压迫，所以检查过程中要避免过度压迫。

② 显示出足背动脉的纵断像后，非持探头的手给予支持，向近端（上方）进行扫查（彩色多普勒法）。

③ 在膝关节附近，胫前动脉向后侧（图像的下方）弯曲。显示胫前动脉至腘动脉的分支部位后，才可以结束检查（图8-13）。

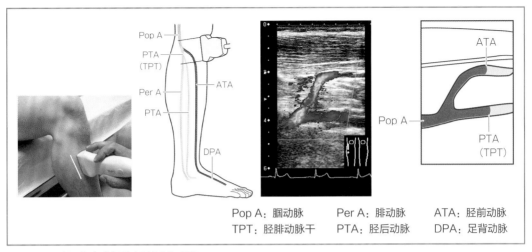

Pop A：腘动脉　　　Per A：腓动脉　　ATA：胫前动脉
TPT：胫腓动脉干　　PTA：胫后动脉　　DPA：足背动脉

图8-13　对胫前动脉起始部附近的观察

4.3 腓动脉（图8-14）

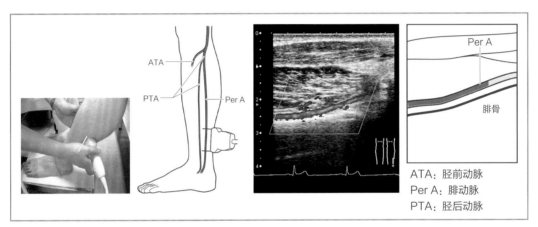

ATA：胫前动脉
Per A：腓动脉
PTA：胫后动脉

图8-14　对腓动脉的观察

① 将探头放置在外踝后面，显示腓动脉远端。先利用横断面捕捉血管会较容易观察。

② 显示出腓动脉的纵断像，非握持探头的手给予支持，向近端（上方）扫查（彩色多普勒法）。

③ 在膝关节附近观察到腓动脉由胫后动脉的分支部位后，对腓动脉的观察才可以结束。

下肢动脉多普勒图像的记录

下肢动脉血流的诊断基本上是通过观察主要部位的多普勒波形，通常是股动脉、腘动脉、胫后动脉、足背动脉（胫前动脉的延续）这4个位置，记录双侧8个位置的多普勒波形，并进行波形的分类和加速时间（acceleration time，AT）的测量（图8-15）。

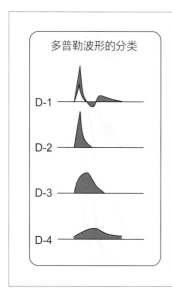

多普勒波形的分类

D-1

D-2

D-3

D-4

D-1： 正常波形为三相波，包括收缩期快速上升与舒张期快速下降形成的尖峰波，以及后面的负向波与正向波

D-2： 类似D-1型，但舒张期缺少负向波

D-3： 收缩期上升缓慢，负向波消失

D-4： 仅有微弱的正向波，波形呈小慢波

图8-15　下肢动脉的多普勒波形分类
D-1是正常的图形，其他3种图形表明从测量部位到近端存在血液循环障碍

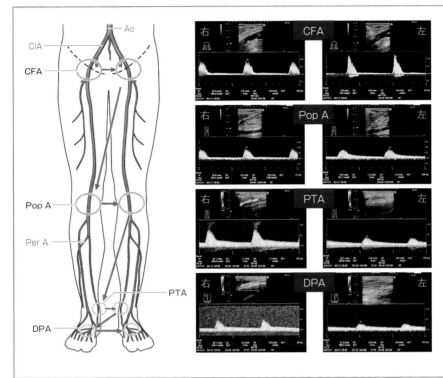

图8-16 记录部位与脉冲多普勒波形

同一部位、同一条件下，进行从右至左和连续性的脉冲多普勒测量会比较容易，也可以防止测量时间的差异

Ao：腹主动脉
CIA：髂总动脉
CFA：股动脉
Pop A：腘动脉
Per A：腓动脉
PTA：胫后动脉
DPA：足背动脉

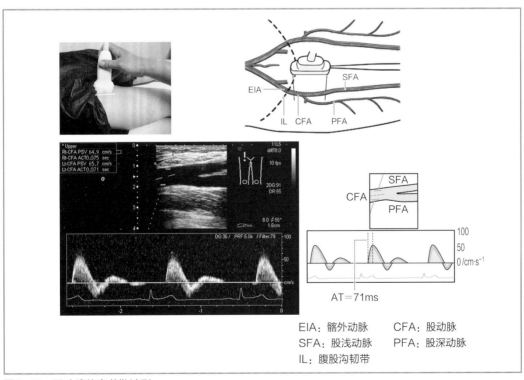

EIA：髂外动脉　　CFA：股动脉
SFA：股浅动脉　　PFA：股深动脉
IL：腹股沟韧带

图8-17 股动脉的多普勒波形

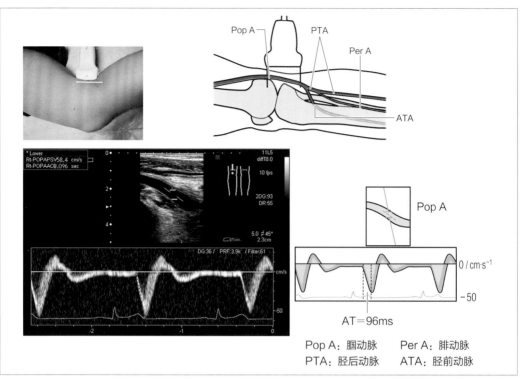

图8-18　腘动脉的多普勒波形

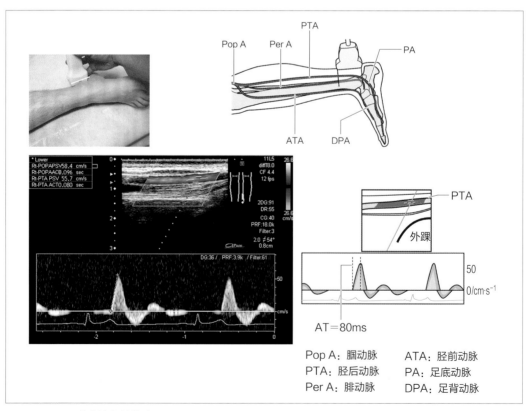

图8-19　胫后动脉的多普勒波形

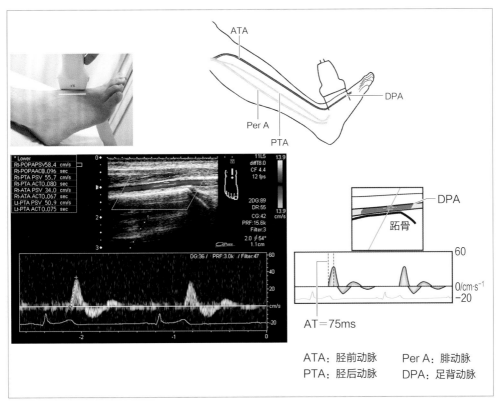

ATA：胫前动脉　　Per A：腓动脉
PTA：胫后动脉　　DPA：足背动脉

图8-20　足背动脉的多普勒波形

①为了更容易地识别左右两侧的差异，左右两侧要连续记录。记录左右两侧时要在相同的部位，多普勒的条件要一致（图8-16）。

②观察股动脉时，要将探头放置在腹股沟区动脉搏动最明显的部位。

③观察腘动脉时，膝关节要转向外侧，如果显示不佳，也可以嘱患者取站立位。在膝关节下侧的腘动脉远端，使血管倾斜显示，则容易得到多普勒入射角。

④胫后动脉走行在内踝后方的表层。结合彩色多普勒法进行扫查。

⑤足背动脉在足背偏内侧走行，从内踝前面，血管在第一趾和第二趾之间走行，所以在内踝触不到脉搏的情况下，以第一趾和第二趾为目标。因为压迫可使足背动脉闭合，所以尽量减轻对血管的压迫。

⑥所有的断面都相同，如果不习惯，可以首先从横断面发现血管后，再变为纵断像。

⑦纵断像尽量使血管直立（倾斜），从而更容易获得多普勒效果，很少进行角度校正，这方面要注意。

⑧角度校正以60°以下为原则，使探头扫查与直立的血管形成斜面，在这方面要下功夫。角度校正少的话，流速测量值才会接近真实值。斜面过大的话，多普勒法的灵敏度会下降，所以需要注意。

⑨小腿部动脉有3个分支，即胫后动脉、胫前动脉和腓动脉，但应了解也存在正常变异（3个分支中可能有2个分支不存在等）。

狭窄和闭塞病变的捕捉方法

如果波形出现变化（如股动脉D-1→腘动脉D-3的变化）、AT延长（120ms以上），则推测在出现变化部位的近端侧存在狭窄或闭塞，用彩色多普勒法进行观察。捕捉狭窄部位的马赛克样血流特征，用脉冲多普勒法测量PSV（图8-21）。

下肢动脉中，当狭窄程度达50%以上时，PSV＞2m/s；狭窄部位的PSV是近端PSV的2～4倍时，狭窄程度为50%～75%；PSV达4倍以上时，则狭窄程度达75%以上。因闭塞部血流很少，无法显示血流信号，所以不能显示血流部位时应怀疑闭塞。降低多普勒流速标尺，如果还没有血流的话，则可以确认发生了闭塞。

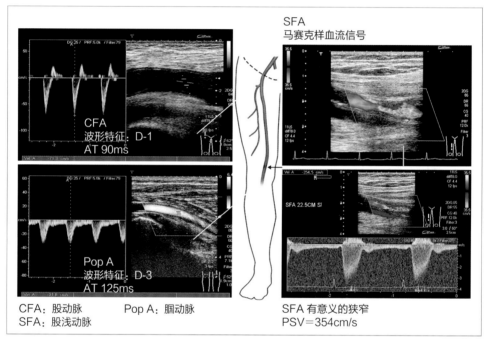

CFA：股动脉　　　Pop A：腘动脉
SFA：股浅动脉

SFA 有意义的狭窄
PSV＝354cm/s

图8-21　1例股浅动脉狭窄

股动脉的多普勒波形正常（D-1，AT＝90ms），而腘动脉的多普勒波形则变为D-3，AT＞125ms。推测病变在两个测量部位之间，在股浅动脉捕捉到狭窄部位

下肢静脉

观察范围尽可能广泛，由下腔静脉至小腿。

观察顺序如下。①大腿部位至腘静脉。②腹部（下腔静脉至髂静脉）。③小腿部位。如此分为3个部分来进行系统观察比较好。

1 股静脉区域（图8-22，8-23）

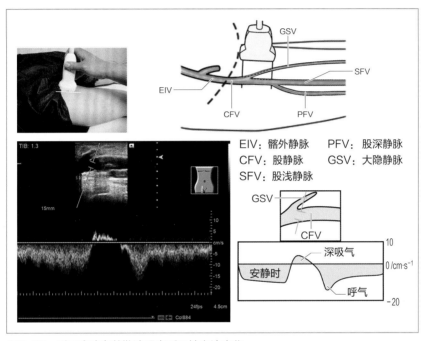

EIV：髂外静脉　　PFV：股深静脉
CFV：股静脉　　　GSV：大隐静脉
SFV：股浅静脉

图8-22　利用脉冲多普勒法观察呼吸性血流变化

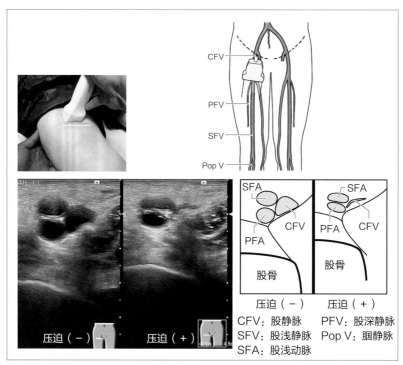

图8-23 观察压迫时股静脉的管腔改变

① 在股静脉区域（腹股沟区向下，大隐静脉入口处附近），根据脉冲多普勒法对呼吸性血流变化进行确认。深呼吸困难时通过压迫脐部也能起到同样的效果（图8-22）。

② 在横断像上观察血管内腔，压迫时血管内呈空虚状态，从腹股沟区向下观察到腘窝附近。必须用非握持探头的手向骨面压迫血管，血管像被夹住一样（图8-23）。

③ 膝关节附近的股静脉在接近骨骼的位置不容易被压迫，从腘窝上方进行压迫会变得比较简单。必要时边压迫边应用彩色多普勒观察，可通过血管内腔充满血流信号来确认。

┌─────────┐
│ 重　点 │
└─────────┘

- 小腿的同名静脉（包括腘静脉）基本上有2条，膝上的同名静脉有时也有2条，存在2条股浅静脉者很多（约20%）。不要认为膝上的同名静脉只有1条，慎重观察很重要。

- 在没有血栓的情况下，对静脉的压迫和对血管的识别没有什么特别意义。但是这种识别及对血管的压迫是最初认识正常静脉的关键。

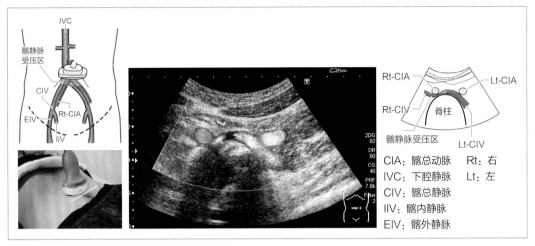

图8-24　对下腔静脉末端至两侧髂静脉的观察

右髂总动脉和脊柱共同压迫的左髂总静脉根部被称为髂静脉受压区，常是血栓的起点，要仔细观察

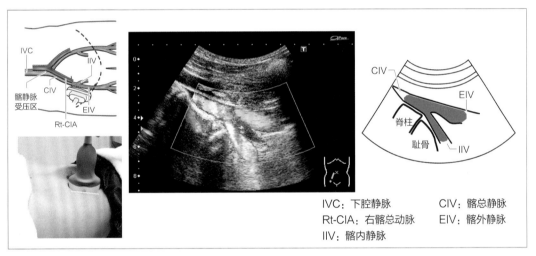

图8-25　对髂静脉的观察

彩色多普勒法在纵断像上显示血管腔内充满血流信号，从而得以确认

　　① 显示下腔静脉的横断像。探头向上、下倾斜，应用彩色多普勒法，通过显示血管腔内充满血流信号来确认。

　　② 在脐部以下下腔静脉有2个属支，即两侧髂静脉，要观察到这2个属支。左髂总静脉受右髂总动脉及脊柱压迫的部位被称为髂静脉受压区，是左侧血栓的起点位置，要特别注意观察（图8-24）。如果不存在下肢静脉血栓，用非握持探头的手在大腿部压迫，可以看到血流。

　　③ 在纵断像上分别观察左、右髂总静脉的2个属支，即髂外静脉和髂内静脉。在腹股沟附近，髂外静脉延续至耻骨以下就成为下肢静脉，至此对髂外静脉的观察才可以结束（图8-25）。

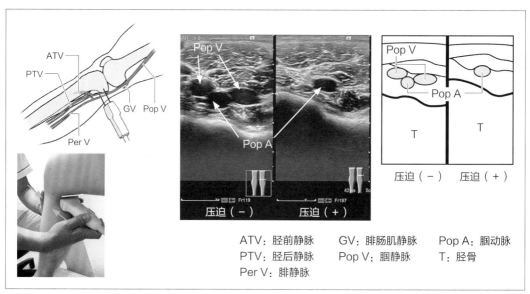

ATV：胫前静脉	GV：腓肠肌静脉	Pop A：腘动脉
PTV：胫后静脉	Pop V：腘静脉	T：胫骨
Per V：腓静脉		

图8-26 对腘静脉的观察

① 患者取坐位，并将膝关节屈曲、小腿外展。从大腿部静脉远端快速压迫血管来进行观察。

② 在膝关节处，小腿两侧的腓肠肌静脉汇合到一起，从这个合流部向下形成2条腘静脉，所以对这两条静脉都要进行压迫。

要点提示

- 因为坐位时血管处于扩张状态，血栓的前端部呈悬浮状态，从而可以进行确认。取坐位有困难时，屈曲膝关节也可以一定程度地扩张血管。此外，在大腿静脉附近压迫来促使血液流动也会得到同样的效果（图8-27）。

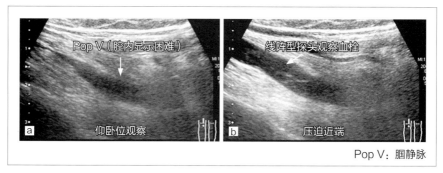

图8-27 仰卧位观察腘静脉

a.仰卧位时观察，血管腔内呈空虚状态，不容易观察；b.压迫下肢静脉附近进行观察，血管腔扩张，可显示自由浮动的血栓

4 小腿（比目鱼肌静脉、腓静脉和胫后静脉等）区域（图8-28）

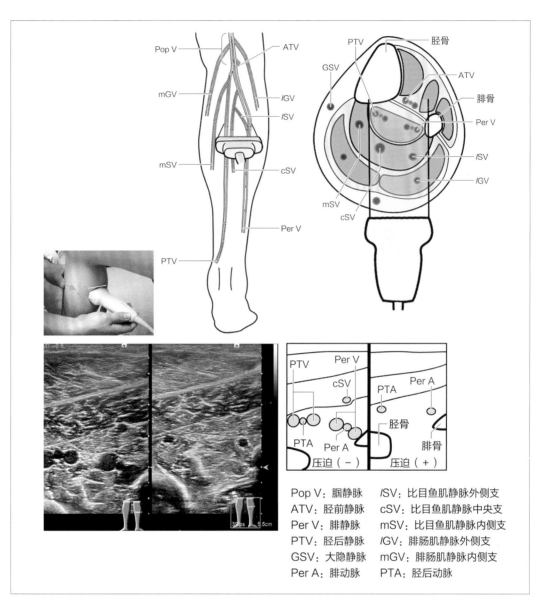

图8-28 对小腿静脉的观察（结合压迫法）

Pop V：腘静脉	lSV：比目鱼肌静脉外侧支
ATV：胫前静脉	cSV：比目鱼肌静脉中央支
Per V：腓静脉	mSV：比目鱼肌静脉内侧支
PTV：胫后静脉	lGV：腓肠肌静脉外侧支
GSV：大隐静脉	mGV：腓肠肌静脉内侧支
Per A：腓动脉	PTA：胫后动脉

① 横断面观察比目鱼肌静脉、腓肠肌静脉、胫后静脉和腓静脉。

② 如果无法捕捉到血栓，则通过观察静脉能否被完全压迫（即在图像上无法识别）来确认。不能被完全压迫时要怀疑有血栓存在，要从多方向仔细观察。

要点提示

压迫法的技巧（图8-29）

① 一定要用双手像夹子一样压迫血管。

② 按照"探头面→血管←骨←对侧的手"这个方法进行扫查。在这个位置上容易将血管完全压迫。

③ 固定探头，用对侧的手从不同的方向进行压迫，效果也不错。

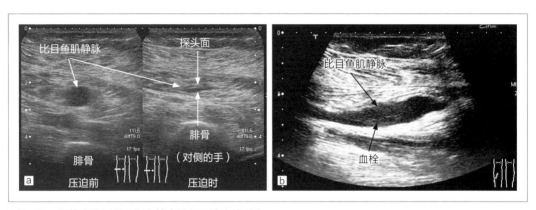

图8-29　尽管充分压迫，但血管内腔仍不消失的1例

a.横断像，压迫血管时仍可显示残存的内腔，怀疑存在血栓；b.纵断像（确认有血栓存在）

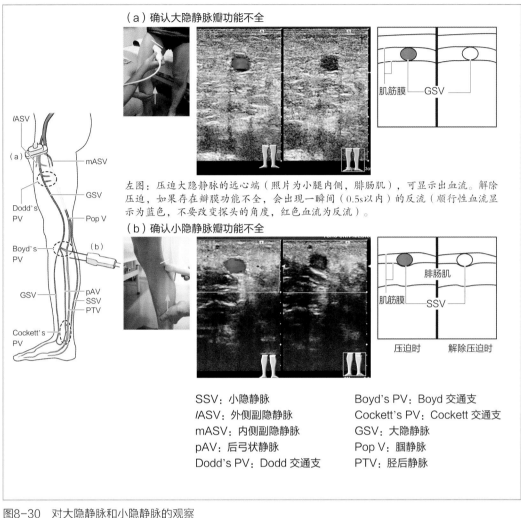

（a）确认大隐静脉瓣功能不全

肌筋膜　GSV

左图：压迫大隐静脉的远心端（照片为小腿内侧，腓肠肌），可显示出血流。解除压迫，如果存在瓣膜功能不全，会出现一瞬间（0.5s以内）的反流（顺行性血流显示为蓝色，不要改变探头的角度，红色血流为反流）。

（b）确认小隐静脉瓣功能不全

腓肠肌

肌筋膜　SSV

压迫时　　解除压迫时

SSV：小隐静脉	Boyd's PV：Boyd 交通支
lASV：外侧副隐静脉	Cockett's PV：Cockett 交通支
mASV：内侧副隐静脉	GSV：大隐静脉
pAV：后弓状静脉	Pop V：腘静脉
Dodd's PV：Dodd 交通支	PTV：胫后静脉

图8-30　对大隐静脉和小隐静脉的观察

① 下肢静脉中，大隐静脉是浅静脉，用探头在大腿内侧显示大隐静脉的横断像。此时探头向上下倾斜可较容易地获得彩色多普勒血流图像。

② 因为大隐静脉至内踝的走行比较平直，所以非握持探头的手要对全部肌肉进行压迫，从下到上连续观察血流状况。

③ 探头放在腘窝处可较容易地显示小隐静脉。

④ 通过压迫来获得充分的血流信号，然后解除压迫。

⑤ 如果存在瓣膜功能不全，压迫后可以得到反流的血流信号。但是，持续时间小于0.5s的反流不能诊断为瓣膜功能不全。

- 通常，大隐静脉、小隐静脉等浅表静脉与静脉瘤的关系：静脉瘤大多发生于大隐静脉、小隐静脉及其交通支的瓣膜功能不全处。

- 应用脉冲多普勒法时，也可通过压迫产生的逆流波形来提示瓣膜功能不全，但因为过程比较复杂，所以在开始的时候用彩色多普勒法来确认逆流信号比较好。

- 在静脉瘤病例中，如果能够确认是大隐静脉等的瓣膜功能不全，则一边使探头向近端移动，一边对瓣膜功能不全的起点（逆流波的开始部分）压迫并进行确认。

- 在瓣膜功能不全的起点处，如果用脉冲多普勒法记录逆流波形，也可以确认反流持续时间（图8-31）。

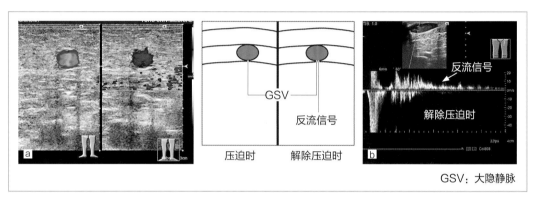

图8-31 大隐静脉瓣膜功能不全1例

a.压迫时和解除压迫时的彩色多普勒图像及模式图，根据解除压迫时彩色多普勒反流信号可确认存在瓣膜功能不全；b.相同部位的脉冲多普勒波形，根据脉冲多普勒的波形特征可确认存在反流

腹主动脉、下肢动脉和下肢静脉的异常图像

腹主动脉瘤

腹主动脉瘤与血管壁的动脉硬化性改变和高血压等因素有关，这些因素导致大动脉壁变得脆弱，血管内径逐渐扩大。半年内内径扩大超过5mm或直径50mm以上的动脉瘤，其破裂的危险性很高，所以需要尽早地处理。

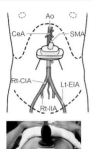

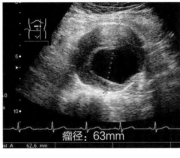

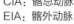

瘤径：63mm

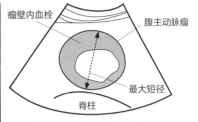

Ao：腹主动脉　　　SMA：肠系膜上动脉
CeA：腹腔干　　　　Rt：右
IIA：髂内动脉　　　Lt：左
CIA：髂总动脉　　　RRA：右肾动脉
EIA：髂外动脉

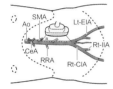

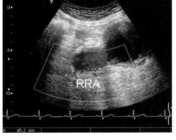

RRA

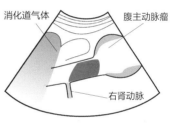

这些图像中的回声所见

① 动脉瘤呈纺锤形。

② 最大短径为63mm的动脉瘤。

③ 动脉瘤内径扩大部分出现附壁血栓。

④ 腹主动脉末端附近（肾动脉分叉处远端4.5cm）膨隆的动脉瘤。

这些图像以外的特征性回声所见

① 动脉壁钙化等，考虑为全身性的动脉硬化所致。

② 髂动脉等其他部位的动脉也可出现动脉瘤样表现。

③ 伴随大动脉夹层动脉瘤发生时，要注意假腔的存在。

④ 如果动脉瘤周围存在血肿，则有急性破裂的可能，必须紧急处理。

本例的回声所见总结

动脉瘤的最大短径为63mm，因为有破裂的危险性，非常有必要采取人工血管置换或支架置入术等治疗手段来处理。对于无症状的动脉瘤，且动脉瘤周围没有形成血肿时，则不会出现急性破裂。本例的动脉瘤内壁存在附壁血栓，没有出现随压力变化而产生的形状变化，考虑为器质化的血栓。

下肢动脉闭塞性病变

主要是由于动脉硬化性改变而发生的血管壁的器质化血栓或钙化斑块，导致血管内腔狭窄或闭塞，引起下肢末梢缺血，患者表现为间歇性跛行、下肢痛、下肢坏疽等。

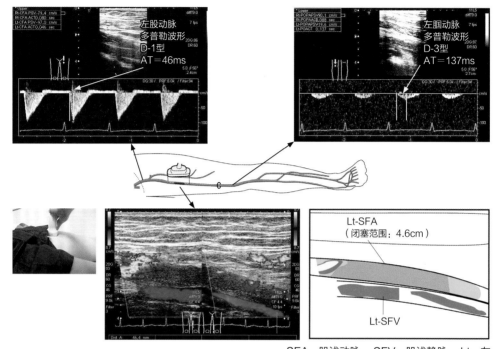

SFA：股浅动脉　　SFV：股浅静脉　　Lt：左

左侧大腿至腘窝部下肢动脉病变的检索病例

这些图像中的回声所见

① 左股浅动脉的脉冲多普勒血流波形，波形分类为D-1型，加速时间为46ms，在标准范围内。

② 左腘动脉的脉冲多普勒血流波形，波形分类为D-3型，加速时间为137ms，明显延长，考虑为血流障碍后的波形改变。

③ 根据上述理由，对左侧大腿动脉应用彩色多普勒法进行扫查，左股浅动脉彩色血流信号消失，判断为闭塞部位。闭塞部位长4.6cm，闭塞处的血管内出现亮度比较低的低回声。

这些图像以外的特征性回声所见

① 考虑上述以外的下肢动脉也出现狭窄和闭塞性病变。

② 尽管通常是慢性闭塞性动脉硬化症导致的闭塞，但是如果是急剧出现的下肢缺血症状，应鉴别是否为急性动脉闭塞。急性动脉闭塞的情况下，闭塞部位有时会由于血压变化而出现阻塞部位的改变和形状变化。

本例的回声所见总结

　　这是1例间歇性跛行的病例。左股浅动脉存在局限性闭塞性病变，另外没有发现明显的狭窄或闭塞病变，踝肱指数（ankle brachial index，ABI）降至0.73。根据本例患者的各种检查结果和临床症状，以及下肢动脉病变的TASC国际诊疗指南，本例是经皮血管成形术的适应证。之后对该例患者施行了局部的血管成形术。

要点提示　关于"TASC"

　　泛大西洋协作组织共识（Trans-Atlantic Inter-Society Consensus，TASC）是以欧美及亚洲多国的16个学会为中心进行讨论的下肢动脉病变的国际诊疗指南。到2013年12月，2007年发布的版本Ⅱ为最新版本。在TASC的下肢病变治疗指南中，将腹主动脉至髂动脉区域以及股动脉至腘动脉区域的病变分为4种类型，并记载了针对各种类型推荐的治疗方法。在进行下肢动脉超声检查时，最好能根据TASC等指南进行观察和结果的记录。另外，既然TASC是指南，就有可能进行修订，所以要经常以最新版的指南为基础来研究检查方法和记录结果。

腹主动脉至髂动脉病变的TASC分类

A型病变：血管内治疗
- 单侧或双侧髂总动脉狭窄
- 单侧或双侧髂外动脉短的（≤3cm）单发性狭窄

外动脉狭窄
- 累及股动脉的单侧髂外动脉狭窄
- 髂内动脉分支部和（或）包含股动脉的单侧髂外动脉闭塞
- 髂内动脉分支部和（或）股动脉病变，有高度钙化的单侧髂外动脉闭塞

B型病变：建议采取血管内治疗
- 肾动脉以下部位腹主动脉的短的（≤3cm）狭窄
- 单侧髂总动脉闭塞
- 股动脉以外的髂外动脉，合计3～10cm的单发性或多发性狭窄
- 髂内动脉分支部或不包含股动脉的单侧髂外动脉闭塞

D型病变：外科旁路移植术
- 肾动脉以下腹主动脉、髂动脉闭塞
- 腹主动脉和两侧髂动脉区域需要治疗的弥漫性病变

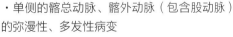

- 单侧的髂总动脉、髂外动脉（包含股动脉）的弥漫性、多发性病变
- 单侧髂总动脉及髂外动脉闭塞
- 双侧的髂外动脉闭塞
- 需要治疗、但是不适于行支架置入术的腹主动脉瘤患者，或者需要进行腹主动脉或髂动脉外科手术的其他病变患者的髂动脉狭窄

C型病变：可对低风险患者进行外科旁路移植术或血管内治疗
- 双侧髂总动脉闭塞
- 股动脉以外，长3～10cm的双侧髂

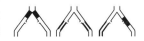

股动脉至腘动脉病变的TASC分类

A型病变：血管内治疗
・长度≤10cm的单发性狭窄
・长度≤5cm的单发性闭塞

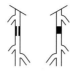

C型病变：可对低风险患者进行外科旁路移植术或血管内治疗
・不论有无严重钙化，总长度＞15cm的多发性狭窄或闭塞
・虽然进行了2次以上的血管内治疗，但仍需要治疗的再狭窄或再闭塞

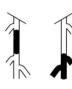

B型病变：建议采取血管内治疗
・各处病变均≤5cm的多发性病变（狭窄或闭塞）
・不包括腘动脉在内的、≤15cm的单发性狭窄及闭塞
・髂动脉内非连续性的单发性或多发性病变
・长度≤5cm的严重钙化性闭塞
・腘动脉的单发性狭窄

D型病变：外科旁路移植术
・股动脉及股浅动脉（包含腘动脉）的慢性完全闭塞（＞20cm）
・腘动脉及小腿3个分支起始部的慢性完全闭塞

引自 Norgren L, Hiatt WR, Dormandy JA, et al. TASC Ⅱ Working Group: Inter-Society Consensus for the Management of Peripheral Arterial Disease (TASC Ⅱ). J Vasc Surg, 2007, 45 (Suppl S):S5-67

深静脉血栓形成

深静脉血栓形成是各种原因引起的血液循环停滞、血管内皮损害和血液凝固功能亢进，导致的静脉内血栓形成的状态。特别是由于在下肢静脉中形成的血栓会成为肺栓塞和异常脑血栓栓塞的栓子来源，所以最好能尽早发现并尽早做出处理。另外，对深静脉血栓进行超声检查可以帮助预防围手术期的肺血栓栓塞，从预防性医疗的角度来说也是非常有用的。

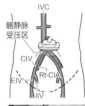

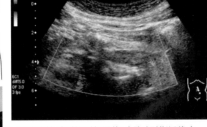

双侧髂静脉附近的图像（腹部横断像）

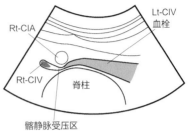

IVC：下腔静脉	EIV：髂外静脉	Rt：右
CIA：髂总动脉	IIV：髂内静脉	Lt：左
CIV：髂总静脉		

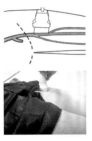

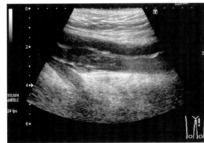

左股静脉的纵断像

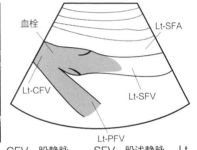

| CFV：股静脉 | SFV：股浅静脉 | Lt：左 |
| PFV：股深静脉 | SFA：股浅动脉 | |

这些图像中的回声所见

① 从左髂总静脉起始部到股浅静脉的血栓。

② 充满型血栓导致闭塞。

③ 血管回声与周围组织相比为低回声。

这些图像以外的特征性回声所见

① 除了上述之外，还要特别考虑到左下肢静脉血栓形成。

② 充满型、低回声的血栓，新鲜血栓的可能性大。

③ 原发疾病也可能是腹腔内疾病（癌等），也有超声图像中捕捉到病因性疾病的情况。

本例的回声所见总结

这是1例就诊时以左下肢急剧水肿及胸痛等为主诉的病例，既往有结肠癌病史。本例患者从髂总静脉到股浅静脉存在血栓闭塞，小腿左侧比目鱼肌静脉等存在大范围的血栓形成。另外，CT及肺动脉造影发现有肺动脉血栓。

将患者紧急收入院后，下腔静脉留置滤器，施行溶栓治疗。对于本例这样的情况，可以确定为大范围的血栓形成，如果第一次检查发现静脉血栓的话，需要尽快应对，并通知医疗机构的全体相关人员，这一点非常重要。

比目鱼肌静脉（至腘静脉）血栓

血栓形成的原因与深静脉血栓一样。比目鱼肌静脉血栓在下肢静脉血栓中发病率最高。容易形成血栓的原因是比目鱼肌静脉存在被称为静脉窦的大袋状的结构，另外小腿也存在容易引起淤血或引起静脉淤滞的结构。比目鱼肌静脉发生的血栓，据说有2成左右是向中枢方面发展，与肺血栓栓塞症的密切关联成为重要的血栓源。

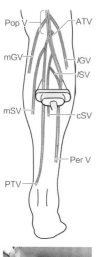

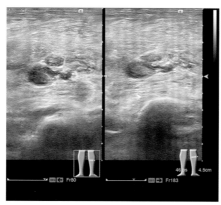

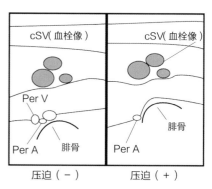

右小腿部横断像（比目鱼肌静脉横断像）

Pop V：腘静脉　　　　　cSV：比目鱼肌静脉中央支
PTV：胫后静脉　　　　　mSV：比目鱼肌静脉内侧支
ATV：胫前静脉　　　　　lGV：腓肠肌静脉外侧支
Per V：腓静脉　　　　　mGV：腓肠肌静脉内侧支
lSV：比目鱼肌静脉外侧支　Per A：腓动脉

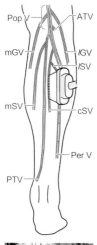

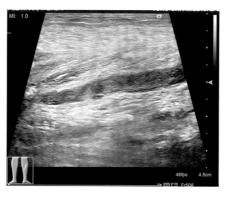

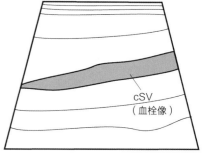

右小腿部纵断像（比目鱼肌静脉纵断像）

Pop V：腘静脉　　　　　PTV：胫后静脉
mGV：腓肠肌静脉内侧支　lSV：比目鱼肌静脉外侧支
ATV：胫前静脉　　　　　cSV：比目鱼肌静脉中央支
lGV：腓肠肌静脉外侧支　mSV：比目鱼肌静脉内侧支
Per V：腓静脉

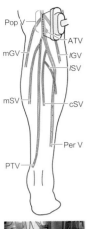

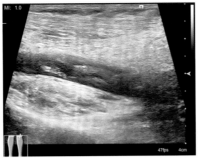

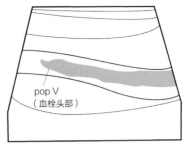

pop V
（血栓头部）

右腘静脉纵断像

Pop V：腘静脉
mGV：腓肠肌静脉内侧支
ATV：胫前静脉
lGV：腓肠肌静脉外侧支
Per V：腓静脉

PTV：胫后静脉
lSV：比目鱼肌静脉外侧支
cSV：比目鱼肌静脉中央支
mSV：比目鱼肌静脉内侧支

这些图像中的回声所见

① 在右小腿部横断像中捕捉到了比目鱼肌静脉横断像。内部不是呈现无回声，内部充满的实性部分与周围组织相比呈稍低回声。

② 施行压迫法，血管内腔不能完全被压瘪，确认有血栓存在。

③ 比目鱼肌静脉内的血栓，其近心端不仅停留在比目鱼肌静脉内，还一直延伸到腘静脉，血栓近心端是活动的。

这些图像以外的特征性回声所见

① 低回声、充满型的血栓很可能是新鲜血栓。

② 血栓近心端不仅停留在比目鱼肌静脉内，继续发展的话还可向腘静脉方向延伸，血栓近心端也可出现活动的情况。

③ 比目鱼肌静脉近心端血栓与肺栓塞并发的可能性很高，在这种情况下心脏超声中会呈现出肺动脉栓塞像或肺动脉高压的表现。

本例的回声所见总结

这是1例因肺纤维化而住院治疗的病例。其下肢未见明显水肿，但D-二聚体（D-dimer）为高值，因而实施了下肢静脉超声检查。

比目鱼肌静脉形成的血栓，特别是在比目鱼肌静脉回流的血管（腓静脉和腘静脉）上形成的血栓，很可能会成为造成肺栓塞的游离活动血栓。在本病例中，从血栓的发展程度上考虑为活动的血栓，并且在观察回声时，血栓近端确认存在活动性。因为可疑会发生肺血栓栓塞，所以立即向主管医生做了报告。幸运的是，没有发现并发肺血栓栓塞和异常性脑栓塞，故给予抗凝治疗并留置下腔静脉滤器，以预防肺血栓栓塞并治疗深静脉血栓形成。

当观察到比目鱼肌静脉中的血栓时，特别重要的是要仔细地观察血栓是否向近端比目鱼肌静脉回流的血管中发展。如果血栓在回流的深静脉中延续，容易成为栓塞源，所以要尽早处理。

【第八章的缩略语】

AC：adductor canal，收肌管

Ao：aorta，主动脉（腹主动脉）

ATA：anterior tibial artery，胫前动脉

ATV：anterior tibial vein，胫前静脉

Boyd's PV：Boyd's perforating veins，Boyd交通支

CeA：celiac artery，腹腔干

CFA：common femoral artery，股动脉

CFV：common femoral vein，股静脉

CIA：common iliac artery，髂总动脉

CIV：common iliac vein，髂总静脉

Cockett's PV：Cockett's perforating veins，Cockett交通支

cSV：central soleal vein，比目鱼肌静脉中央支

Dodd's PV：Dodd's perforating veins，Dodd交通支

DPA：dorsalis pedis artery，足背动脉

EIA：external iliac artery，髂外动脉

EIV：external iliac vein，髂外静脉

GSV：great saphenous vein，大隐静脉

GV：gastrocnemius vein，腓肠肌静脉

IGA：inferior geniculate arteries，膝下动脉

IIA：internal iliac artery，髂内动脉

IIV：internal iliac vein，髂内静脉

IL：inguinal ligament，腹股沟韧带

IVC：inferior vena cava，下腔静脉

lASV：lateral accessory saphenous vein，外侧副隐静脉

lGV：lateral gastrocnemius vein，腓肠肌静脉外侧支

lSV：lateral soleal vein，比目鱼肌静脉外侧支

Lt：left，左

mASV：medial accessory saphenous vein，内侧副隐静脉

mGV：medial gastrocnemius vein，腓肠肌静脉内侧支

mSV：medial soleal vein，比目鱼肌静脉内侧支

PA：plantar artery，足底动脉

pAV：posterior arcuate vein，后弓状静脉

Per A：peroneal artery，腓动脉

Per V：peroneal vein，腓静脉

PFA：profunda femoris artery，股深动脉

PFV：profunda femoris vein，股深静脉

Pop A：popliteal artery，腘动脉

Pop V：popliteal vein，腘静脉

PSV：peak systolic velocity，收缩期最大流速

PTA：posterior tibial artery，胫后动脉

PTV：posterior tibial vein，胫后静脉

RA：renal artery，肾动脉

Rt：right，右

S：spine，脊柱

SEA：superficial epigastric artery，腹壁浅动脉

SEV：superficial epigastric vein，腹壁浅静脉

SFA：superficial femoral artery，股浅动脉

SFJ：sapheno-femoral junction，大隐静脉与股静脉接合部

SFV：superficial femoral vein，股浅静脉

SMA：superior mesenteric artery，肠系膜上动脉

SPJ：sapheno-popliteal junction，小隐静脉与腘静脉接合部

SSV：small saphenous vein，小隐静脉

SV：soleal vein，比目鱼肌静脉

T：tibia，胫骨

TPT：tibioperoneal trunk，胫腓动脉干

第九章

浅表脏器
（乳腺、甲状腺、甲状旁腺和
唾液腺）

武山茂

浅表脏器因为存在于皮肤的浅层，是最适合超声检查的结构。下面就介绍乳腺、甲状腺和唾液腺超声检查的基本扫查方法与检查时的注意事项。

乳腺

1 设备及图像的设置

【探头】10MHz以上。

【视野宽度】50mm左右。

【视野深度】可显示到50mm。

【图像调整】在检查中经常要调整增益、灵敏度时间控制、聚焦。

【增益】调整达到全部图像都明亮，并使皮肤到胸大肌的各层结构之间形成鲜明的对比。过暗会造成对病变的诊断困难，所以笔者常设定为比较明亮。

【STC】从探头近场到远场调整为明亮度一致。现在的设备均有自动放大功能，所以中央位置显示得最好。

【聚焦】调整焦点，常将焦点调整到重点观察的区域。

要点提示

- 显示皮肤为高回声、低回声和高回声三层，调节设置以明确显示皮下脂肪层、乳腺组织、后脂肪层及胸大肌层。

2 检查体位

检查时患者采取仰卧位。

检查一侧的上肢上举，对于上举困难的患者，可辅助其上举。要时刻了解被检者的身体状态，采取不增加其痛苦的体位。

要点提示

- 在乳房中有假体的情况下，假体会向乳房外侧移动，外侧方向可能会成为观察的死角（图9-1a）。所以，要在被检者的背部放一枕头之类的物品，使乳头保持在正上方的位置（图9-1b）。

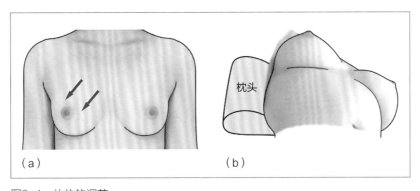

图9-1　体位的调节

a.乳房偏向外侧；b.背部垫枕，乳头朝正上方

3　探头的移动方法（图9-2，9-3）

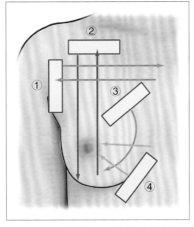

图9-2　乳腺检查时探头的移动方法

①为纵断扫查，②为横断扫查，③为旋转扫查，④为向心式扫查

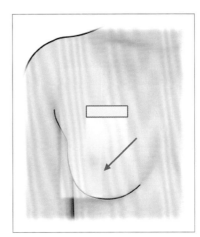

图9-3　乳腺检查时探头扫查的技巧

扫查区域要重叠，从而避免漏诊

扫查方法包括纵断扫查、横断扫查、以乳头为中心的放射状旋转扫查及向心式扫查。具体采取什么顺序没有规定，但是要保证对乳腺各个部位进行上下、左右和倾斜扫查。

日常检查时基本上是纵断扫查结合横断扫查，怀疑有病变或有病变的情况下，适当进行放射状旋转扫查。

要点提示

- 应采取纵断、横断和折返扫查，这样可以避免30%左右的再次扫查（图9-3）。重要的是扫查区域之间不要遗留缝隙，避免漏诊发生。

3.1 纵断扫查（图9-4）

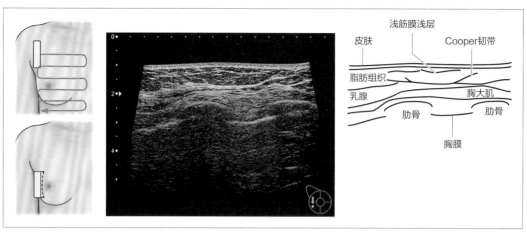

图9-4 纵断扫查

① 保持探头在纵断方向（矢状断面）上。

② 从乳腺的外侧向内侧，或从内侧向外侧移动。

③ 从乳腺的头侧（上部）向足侧（下部）进行观察。

要点提示

- 扫查范围：外侧到腋中线，内侧到胸骨，扫查到乳腺腺体消失的部位。

3.2 横断扫查（图9-5）

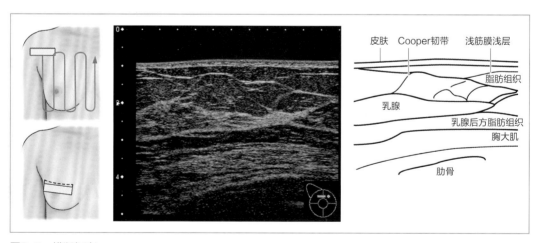

图9-5 横断扫查

① 保持探头在横断方向（水平断面）上。

② 从头侧到足侧，或从足侧向头侧移动。

③ 观察乳腺的外侧或内侧。

- 扫查范围：头侧到锁骨，足侧到右季肋部，扫查到乳腺腺体消失的部位。

3.3　旋转扫查（图9-6）

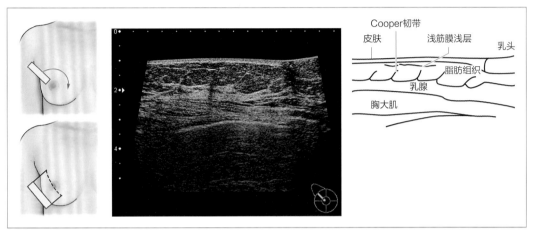

图9-6　旋转扫查

① 探头保持在横断方向（水平断面）或者纵断方向（矢状断面）上。
② 以乳头为中心，用探头做放射状旋转扫查。

要点提示

- 因为与乳管走行一致，所以适用于乳管扩张或乳管内病变时。熟练掌握可以有效减少漏诊的发生。

重　点

- 探头沿着乳房的形状进行扫查，要保持超声波声束垂直入射。如果超声波声束倾斜入射，超声波声束会产生折射、反射及散射，整体图像会变暗，不能详细观察（图9-7）。
- 对乳房的压迫要轻。探头用力的压迫是导致乳管内病变或肿瘤性病变容易漏诊的原因。
- 在乳头附近探头不能很好地与皮肤相接触，乳头后方容易形成死角，要多涂抹耦合剂，使超声波声束从乳头的侧方入射进行扫查（图9-8）。

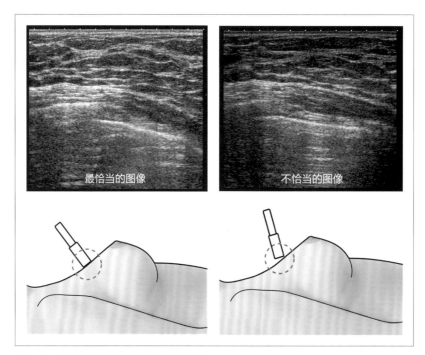

图9-7　扫查过程中恰当和不恰当的图像

探头倾斜导致图像变暗，是不恰当的图像

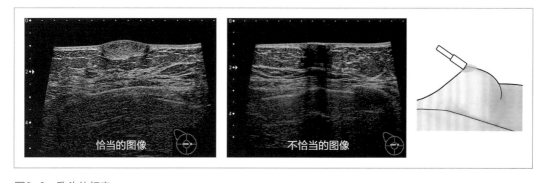

图9-8　乳头的扫查

不恰当的图像显示乳头后方为声影，已形成死角；多涂抹耦合剂并从乳头侧方入射，图像会变得恰当

甲状腺和甲状旁腺

甲状腺

1 设备及图像的设置

【探头】10MHz以上。

【视野宽度】50mm左右。

【视野深度】可显示到50mm。

【图像调整】在检查中经常要调整增益、灵敏度时间控制和聚焦。

【增益】调整达到全部图像都明亮，并使皮肤到胸锁乳突肌存在鲜明的对比。

【STC】从探头近场到远场调整为明亮度一致。现在的设备均有自动放大功能，所以中央位置显示得最好。

【聚焦】调整焦点，常将焦点调整在重点观察的区域。

要点提示

- 观察深度范围超过4cm时，用低频（7.5MHz左右）探头。另外，如果遇到特别瘦的被检者和高龄者，因其颈部有明显的凹凸，最好多用耦合剂。

2 检查体位（图9-9，9-10）

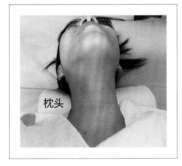

图9-9 检查时的体位

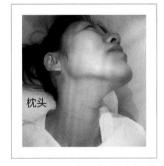

图9-10 观察甲状腺侧叶时的体位

被检者仰卧，颈部后方放置枕头等物品，使颈部充分伸展。

要点提示

- 检查甲状腺侧叶时，面部转向观察部位的对侧可使检查变得容易（图9-10）。

3 探头的移动方法（图9-11）

一般是先横断扫查来整体观察甲状腺，然后再进行纵断扫查。

探头要轻轻地放在颈部进行扫查。

要点提示

- 探头发出的超声波声束要保持垂直入射（图9-12）。

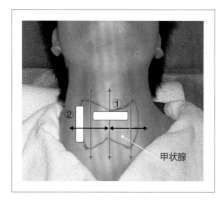
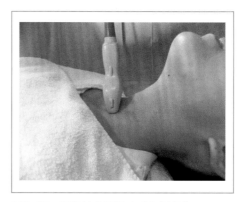

图9-11　甲状腺检查时探头的移动方法
①为横断扫查，②为纵断扫查

图9-12　探头的合适角度（入射角）

3.1 横断扫查（图9-13）

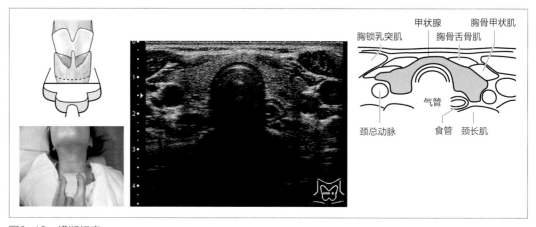

图9-13　横断扫查

① 探头保持横断方向（水平断面）。

② 探头沿颈总动脉走行从头侧向足侧移动，全面观察甲状腺。

③ 观察甲状腺的左右叶及峡部。

3.2 纵断扫查（图9-14，9-15）

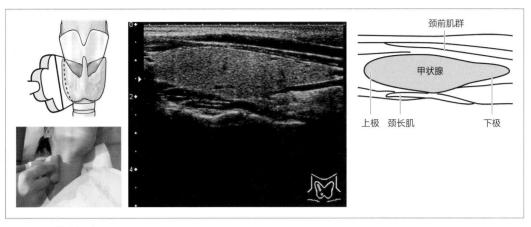

图9-14 纵断扫查

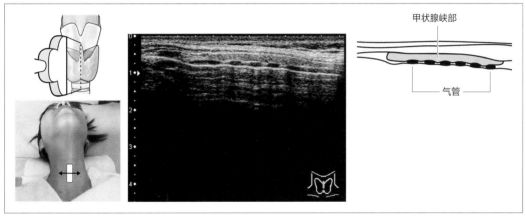

图9-15 纵断扫查

① 探头保持纵断方向（矢状断面）。

② 从甲状腺的外侧向内侧或者从内侧向外侧进行观察。

③ 将探头放置在颈部正中对峡部进行观察（图9-15）。

④ 从正中向左右移动来观察峡部（图9-15）。

要点提示

- 由于甲状腺位于颈总动脉与正中线之间，颈总动脉和气管可以作为定位标志。

- 观察甲状腺的大小、回声水平、内部形状及有无肿瘤等。另外，注意甲状腺周围的血管走行、有无淋巴结等。

- 正常甲状腺的大小：长径（a）4~5cm，横径（b）2~4cm，厚度（c）1~2cm，峡部的厚度为3mm（图9-16）。体积（一个侧叶）的计算：$\pi/6 \times (a \times b \times c)$。质量约为20g。

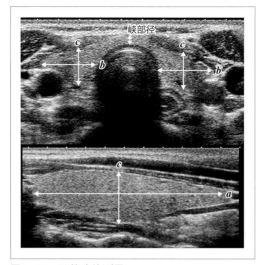

图9-16　甲状腺的测量

- 男性或者高龄者的环状软骨位置低，有时出现甲状腺下极位于锁骨下的情况。要特别注意下极有无病变。必要时嘱被检者深呼一口气，或者使用凸阵型探头。

甲状旁腺

正常的甲状旁腺显示比较困难，在这里介绍其解剖与基本扫查方法。

1　解剖

甲状旁腺位于甲状腺背侧，左右各2个，共计4个（图9-17）。有5个或6个甲状旁腺者非常罕见。甲状旁腺多呈扁平、卵圆形或纺锤形，大小约为5mm（纵径）×3mm（横径）×1mm（厚度），质量为35～40mg。

上甲状旁腺大多位于甲状腺下动脉与喉返神经交叉处的头侧、甲状腺侧叶的后方（图9-18），偶尔也出现在甲状腺下动脉下方。

下甲状旁腺位于甲状腺下极的中心部位（图9-18）。

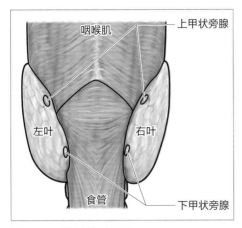

图9-17　后方的甲状旁腺

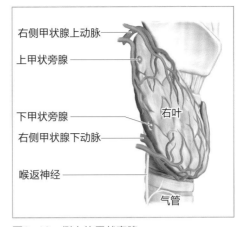

图9-18　侧方的甲状旁腺

2　横断扫查和纵断扫查（图9-19，9-20）

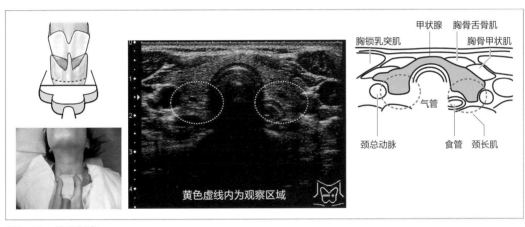

图9-19　横断扫查

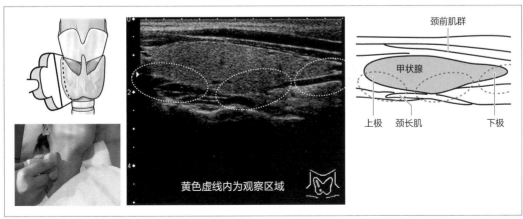

图9-20　纵断扫查

① 采用与甲状腺检查时同样的扫查方法。

② 观察时把焦点放在甲状腺背侧。

③ 横断扫查关注甲状腺背侧气管侧（图9-19）。

④ 纵断扫查甲状腺背侧时，特别关注甲状腺下极的足侧（图9-20）。

要点提示

- 怀疑甲状旁腺有肿瘤时，要在纵断和横断两个方向上进行扫查来确认（图9-21）。观察一侧甲状旁腺时，一定要在同样的高度观察对侧。

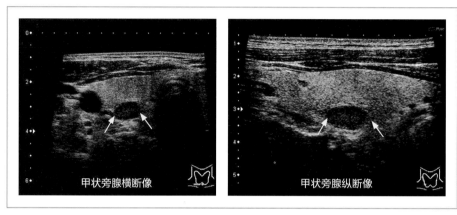

图9-21 甲状旁腺的超声图像（甲状旁腺腺瘤）

唾液腺

唾液腺分为大唾液腺和小唾液腺，大唾液腺有腮腺、颌下腺、舌下腺（图9-22）。关于超声检查的对象，此处主要介绍腮腺、颌下腺、舌下腺。

【设备及图像的设置】因为观察对象位于皮肤浅层，探头、画质的调整按乳腺和甲状腺的标准设置。

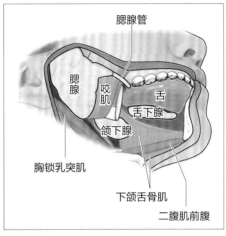

图9-22 唾液腺的解剖

腮腺

1 检查体位（图9-23）

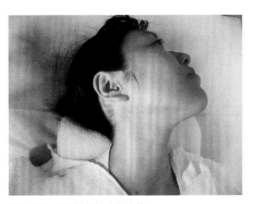

图9-23 腮腺检查时的体位

被检者采取仰卧位，枕头置于颈部背侧，面部向观察部位的对侧旋转。

2 探头的移动方法（图9-24）

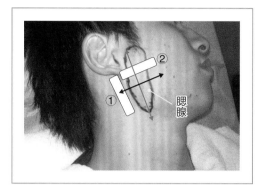

图9-24 腮腺检查时的探头移动方法
①为纵断扫查，②为横断扫查

从耳郭后方向下颌骨方向扫查，纵断扫查观察腮腺整体，然后将探头旋转90°，从耳郭附近横断扫查至显示颌下腺为止，从头侧到足侧进行观察。

要点提示

- 探头发出的超声波声束要保持垂直入射。

2.1 纵断扫查（图9-25）

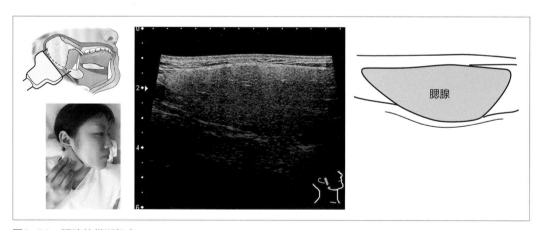

图9-25 腮腺的纵断扫查
因为包含很多脂肪组织，腮腺显示为高回声水平的均一实性脏器

① 探头保持在纵断方向（矢状断面）上。
② 从耳郭后方向下颌骨方向整体观察腮腺。

2.2 横断扫查（图9-26，9-27）

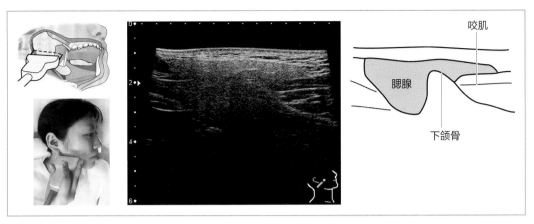

图9-26 腮腺的横断扫查

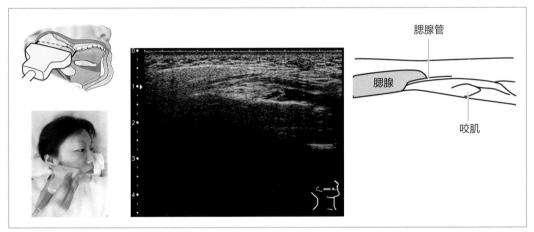

图9-27 腮腺的横断扫查
腮腺管沿咬肌上方走行

① 保持探头在横断方向（水平断面）上（图9-26）。

② 放在与下颌骨成直角的位置。

③ 从耳郭附近向显示颌下腺的位置移动探头。

④ 因为腮腺向咬肌延伸，所以也要在咬肌上观察。

⑤ 因为在咬肌上有腮腺管走行，所以要观察腮腺管有无扩张（图9-27）。

要点提示

- 腮腺含有较多的脂肪成分，深部可产生衰减。为了能观察到深部，调节STC、增益及降低探头频率等都是必要的。

颌下腺

1　检查体位（图9-28）

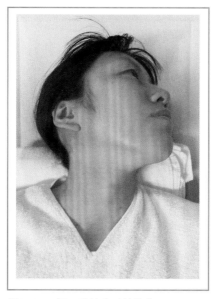

图9-28　颌下腺检查时的体位

被检者采取仰卧位，枕头置于颈部背侧。颈部充分伸展，面部向观察部位的对侧旋转。

2　探头的移动方法（图9-29）

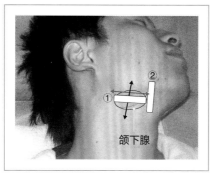

颌下腺

图9-29　颌下腺检查时的探头移动方法
①为纵断扫查，②为横断扫查

于下颌骨水平用探头纵断扫查，观察全部颌下腺；然后将探头旋转90°，与下颌骨垂直，从一端到另一端横断扫查，观察颌下腺。

要点提示

- 探头发出的超声波声束要保持垂直入射。

2.1 纵断扫查（图9-30）

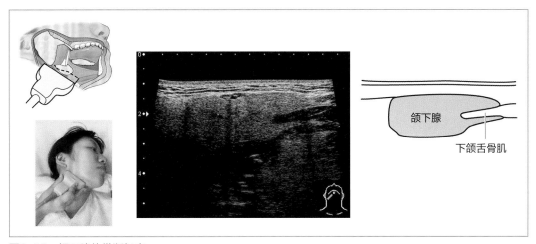

图9-30 颌下腺的纵断扫查
颌下腺夹着下颌舌骨肌，显示为高回声水平的均一实性脏器

①探头与下颌骨在同一水平。

②纵断扫查观察整体颌下腺。

2.2 横断扫查（图9-31）

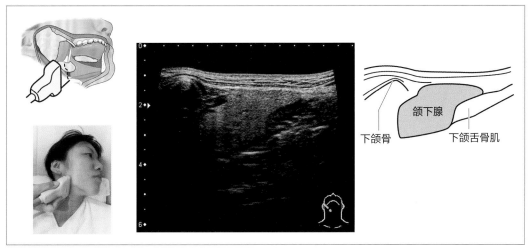

图9-31 颌下腺的横断扫查

①探头旋转90°。

②探头与下颌骨垂直。

③横断扫查观察整体。

- 横断扫查时探头悬浮在下颌骨上，不能与皮肤紧密接触。此时，要多涂耦合剂进行观察。

重　点

- 颌下腺周围也可以看到许多淋巴结及颌下腺外的肿瘤，所以有必要从多方向观察来评价是否来自颌下腺。

舌下腺

1　检查体位（图9-32）

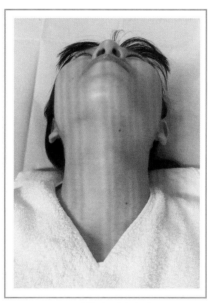

图9-32　舌下腺检查时的体位

被检者采取仰卧位，枕头置于颈部背侧，颈部充分伸展。

2 探头的移动方法（图9-33）

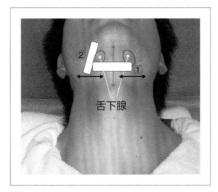

图9-33　舌下腺检查时的探头移动方法

①为横断扫查，②为纵断扫查

在颏舌骨肌下将探头水平放置，在颏舌骨肌处横断扫查观察舌下腺整体。然后将探头旋转90°，从一端到另一端纵断扫查观察舌下腺。

要点提示

● 从探头发出的超声波声束要保持垂直入射。

2.1 横断扫查（图9-34）

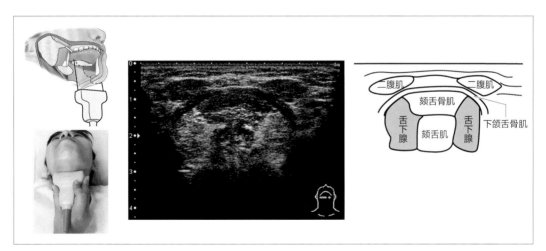

图9-34　舌下腺的横断扫查

显示舌下腺是位于颏舌肌两侧、呈高回声的均匀实性脏器

① 保持探头在颏舌肌下横断方向（水平断面）上。

② 显示颏舌肌。

③ 在颏舌肌左右两侧显示舌下腺并进行观察。

2.2 纵断扫查（图9-35）

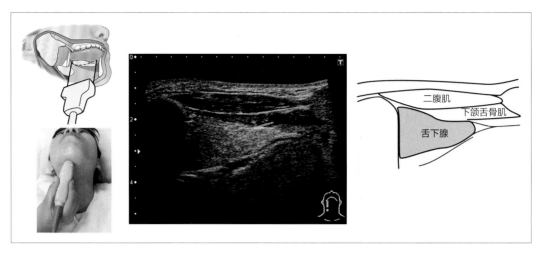

图9-35 舌下腺的纵断扫查
纵断扫查时探头容易悬浮，使患者的头部尽量后仰可较好地显示

① 保持探头在纵断方向（矢状断面）上。
② 纵断扫查观察舌下腺。

要点提示

- 显示舌下腺是颏舌肌左右两侧呈高回声的均匀实性脏器。根据舌及颏舌肌的活动来确认，所以难以确认时嘱患者活动一下舌即可较容易地识别。

乳腺、甲状腺和唾液腺的异常图像

乳腺囊肿

乳腺囊肿是由于某种原因导致小叶的出口（终末乳管）引流不畅，其内压力上升而逐渐扩张形成大的囊肿。乳腺囊肿是乳腺增生的一种类型，其大小不等，呈多发倾向。

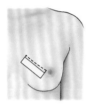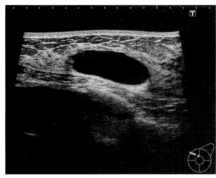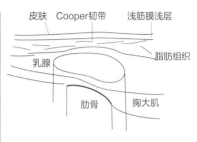

左侧乳腺斜断图像

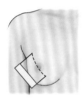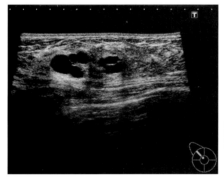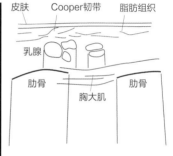

右侧乳腺斜断图像

这些图像中的回声所见

① 形状：类圆形至椭圆形。

② 边界：边界清楚、平滑。

③ 回声水平：无回声。

④ 后方回声：增强。

这些图像以外的特征性回声所见

① 有时会有分隔。

② 呈多发（是乳腺增生的一种类型）。

③ 也会出现内部有回声的情况（囊肿内伴有脓液和出血时）。

本例的回声所见总结

双侧乳腺内多发无回声囊肿。最大者位于左外上象限，大小为32mm×13mm。

形状呈类圆形至椭圆形，边界清楚、平滑，后方回声增强。

囊肿内部可见分隔样结构，没有实性成分。

乳腺纤维腺瘤

乳腺纤维腺瘤是由间质结缔组织成分的纤维和上皮性成分的腺泡组成的肿瘤，是好发于20～30岁年轻女性的良性肿瘤。

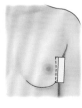 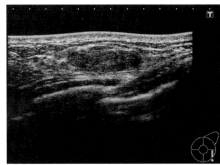 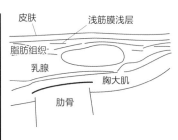

左侧乳腺纵断像

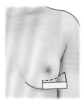 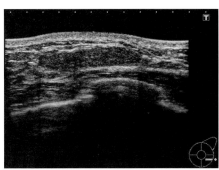

左侧乳腺横断像

这些图像中的回声所见

① 形状：椭圆形。
② 边界：边界清楚、平滑。
③ 回声水平：低回声。
④ 内部回声：均匀。
⑤ 后方回声：不变。

这些图像以外的特征性回声所见

① 形状呈分叶状或多结节样。
② 肿瘤虽然显示为从乳腺向外突出，但是对前方边界处只是压迫，并没有导致断裂。
③ 玻璃样变性的肿瘤有钙化。这种情况下，钙化回声粗大并伴有声影。

本例的回声所见总结

左侧乳腺4点钟方向低回声肿瘤，大小为30mm×24mm×8mm。
外形呈椭圆形，边界清楚、平滑，内部均匀，后方回声增强。
压迫肿瘤可以移动，可以发生变形。

乳腺硬癌

乳腺硬癌是癌细胞分布非常分散，呈小块状或条索状浸润间质，间质结缔组织增生的肿瘤。其淋巴结转移率高，预后不良。

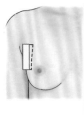
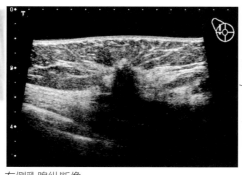
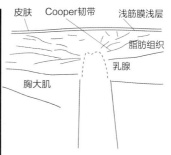

右侧乳腺纵断像

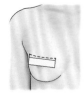
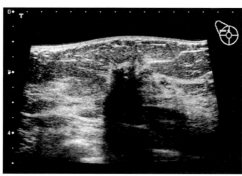
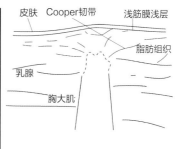

右侧乳腺横断像

这些图像中的回声所见

① 形状：不规则。

② 边界：不清楚。

③ 边界处高回声（halo）：存在。

④ 前方边界线断裂：存在。

⑤ 后方回声：减弱。

⑥ 对周围组织的挤压：存在。

这些图像以外的特征性回声所见

① 纵横比：增大。

② 后方回声衰减至缺失（后方回声强度的改变与胶原纤维的含量有关）。

③ Cooper韧带浸润（沿Cooper韧带有条索状低回声）。

④ 淋巴结转移。

本例的回声所见总结

右侧乳腺10点钟方向低回声肿瘤。乳头至肿瘤的距离为30mm。肿瘤的大小为12mm×10mm×8mm。

肿瘤的外形不规则，边界不清楚，后方回声减弱，边缘回声增强，前方边界线断裂，对周围组织存在挤压现象。

没有检查出淋巴结转移。

非浸润性导管癌

非浸润性导管癌发生于乳管或小叶上皮细胞并局限在该乳管或小叶中，未破坏基底膜，也未向周围组织（间质）浸润。

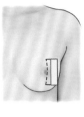
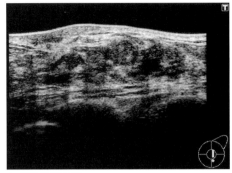
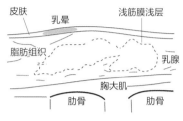

左侧乳腺纵断像

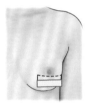
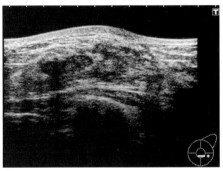
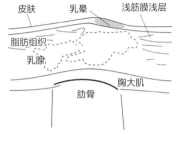

左侧乳腺横断像

这些图像中的回声所见

① 外形扁平、不规则的低回声图像。

② 边界不清楚。

③ 细点状高回声。

这些图像以外的特征性回声所见

① 乳管扩张（乳管内的隆起性病变，可见细点状高回声）。

② 多发小囊肿（局部性或区域性）。

③ 结构混乱（乳腺及周围组织被牵拉变形）。

本例的回声所见总结

左乳的乳头后方可见扁平、不规则的低回声图像，大小为45mm×42mm×15mm。

边界不清楚，低回声区域内可见细点状高回声。

在乳头下观察到低回声特征，但检测不到乳管扩张。

甲状腺乳头状癌

甲状腺的恶性肿瘤中90%以上是乳头状癌。其细胞排列大体呈乳头状结构，往往伴随钙化，生长缓慢，多伴有颈部淋巴结转移。

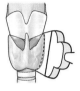

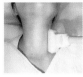

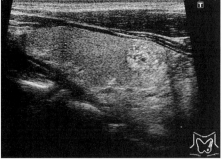

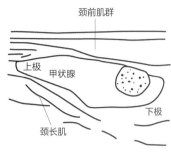

左叶纵断像

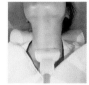

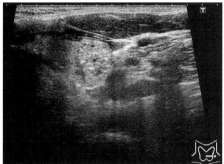

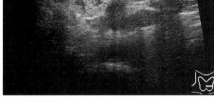

左叶横断像

这些图像中的回声所见

① 形状：不规则。

② 边界：不清楚。

③ 内部回声：呈等回声，不均匀。

④ 细点状高回声：多发。

⑤ 与颈前肌群的边界不清楚。

这些图像以外的特征性回声所见

① 内部回声：低回声，不均匀。

② 实性肿瘤部分外形不规则，呈高回声。

③ 也有向气管浸润的表现。

④ 淋巴结转移。

本例的回声所见总结

甲状腺左叶下极等回声肿瘤，大小为17mm×15mm×12mm。

肿瘤形状不规则，边界不清楚，内部多发细点状高回声，回声不均匀。

肿瘤与颈前肌群边界不清楚，可疑存在浸润。

没有发现颈部淋巴结转移。

唾液腺多形性腺瘤

多形性腺瘤是导管上皮细胞和肌上皮–基底细胞系细胞的增殖共同构成的肿瘤，各自的细胞分化成各种各样的形态而呈现多彩的表现。唾液腺多形性腺瘤在唾液腺肿瘤中发生率最高，虽然比较多见于腮腺，但是最好发于颌下腺；多为单侧单发，很少有多发。

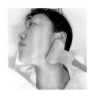
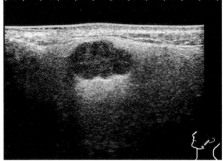
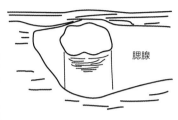

腮腺

左侧纵断像

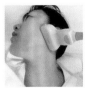
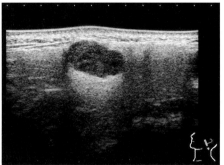
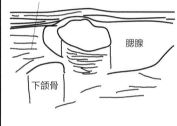

咬肌

腮腺

下颌骨

左侧横断像

这些图像中的回声所见

① 形状：分叶状。

② 边界：清楚。

③ 内部回声：低回声，不均匀。

④ 后方回声：增强。

这些图像以外的特征性回声所见

① 形状：椭圆形。

② 内部回声：低回声，不均匀。

③ 实性肿瘤内部伴有囊泡成分。

本例的回声所见总结

左腮腺上极低回声肿瘤，大小为22mm×19mm×13mm。

肿瘤呈分叶形，边界清楚，内部不均匀，后方回声增强。

颈部没有检查到肿大的淋巴结。

第十章

运动系统

石崎一穗

在矫形外科领域，对运动系统的观察主要包括对肌肉与关节的观察，主要使用高频探头。

与其他部位不同，在观察关节时，需要取得与关节功能相对应的特殊体位。

在检查时适当微调视野的深度和图像质量。

将探头与组织垂直，使超声波声束垂直进入组织来进行扫查。

了解运动系统和关节区域各种组织的正常图像

在矫形外科领域的超声检查中，可观察到的组织的正常图像和代表性的伪像见表10-1和图10-1。

表10-1　各种组织的正常回声图像

组织	正常回声图像
骨和软骨下骨	连续线状高回声
	后方伴声影（acoustic shadow，AS）
	后方也可能出现镜面伪像
软骨：透明软骨	均匀的无回声至低回声
纤维软骨	比较均匀的高回声
肌肉	长轴像：线状高回声内包含有低回声
	短轴像：低回声区域内分布雪花状的高回声
肌腱	长轴像：线状高回声束（fibrillar pattern）
	短轴像：高回声
腱鞘	短轴像：薄的分层低回声伴外侧声影
关节囊	短轴像：薄的分层低回声伴外侧声影
韧带	长轴像：线状高回声束
	短轴像：高回声
周围神经	长轴像：连续的线状高回声和低回声构成的条纹样回声
	短轴像：蜂窝状
关节腔	线状高回声
滑膜腔	以下三种图像表现中的任意一种：①不显示；②闭合的薄膜状；③线状高回声

种类	部位
镜面伪像	骨的后方
声影（AS）	骨或钙化的后方
外侧声影	腱鞘的短轴像的后方
多重反射	穿刺针的后方
各向异性（anisotropy）	肌腱或韧带的伪像

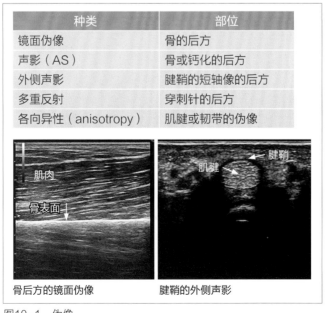

骨后方的镜面伪像　　　腱鞘的外侧声影

图10-1　伪像

应该了解的运动系统特有的超声用语

① 细纤维征：肌腱和韧带长轴像的线状高回声束。

② 差异性（各向异性，图10-2）：指的是对于肌腱和韧带，当超声波声束不垂直时，肌腱和韧带显示为低回声，长轴像上线状高回声束不明显，属于手法导致的伪像。

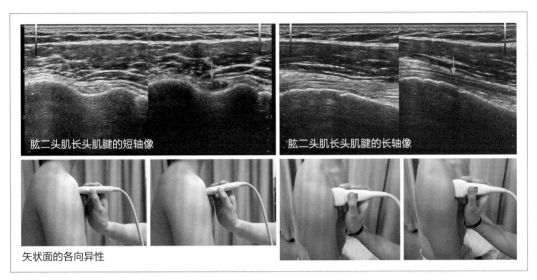

图10-2　各向异性

图像的表示方法（图10-3）

表示方法：短轴像和CT图像一样，是从下方看到的断面图像，而长轴像中远端位于右侧。

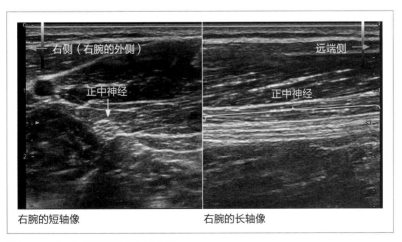

图10-3　运动系统的回声表示方法

肩关节

肩关节的超声检查可作为肩部疼痛的筛查方法。

肩关节检查时，要考虑改变肩部的肢体位置，也可以使用没有靠背的圆椅，在坐位时进行检查。

1 肱二头肌长头肌腱的短轴断面（图10-4）

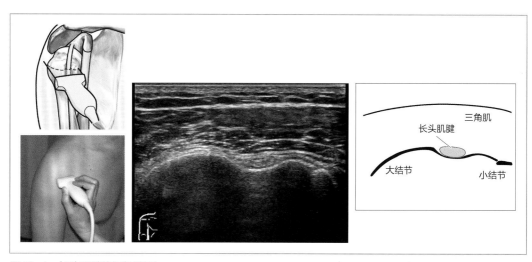

图10-4　长头肌腱的短轴断面

【肢体位置】手臂自然垂放于身体两侧。无论上肢处于哪个位置，肱二头肌长头肌腱（以下简称长头肌腱）都处于大致相同的位置。

【扫查方法】

① 从前方对肩部进行扫查。

② 为了能显示高回声的肌腱，从下面将探头举起。

③ 从结节间沟水平向远侧扫查肌腱和腱鞘。

要点提示

- 大结节和小结节之间的结节间沟中走行着的肌腱，正常时不超过大结节和小结节顶点的连线。如果超过它的话，考虑存在肌腱或腱鞘肿胀。

2 肱二头肌长头肌腱的长轴断面（图10-5）

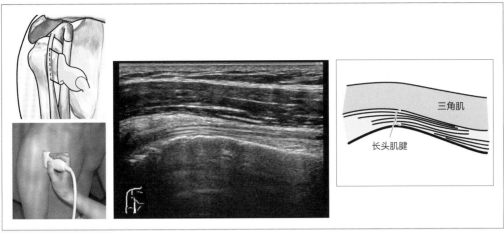

图10-5 长头肌腱的长轴断面

① 在与短轴相同的肢体位置上，将探头旋转90°就变为长轴断面。

② 为了能显示肌腱的线状高回声束的特征，将探头从下向上扫查。

③ 评价肌腱与腱鞘。

3 肩胛下肌腱的长轴断面（图10-6）

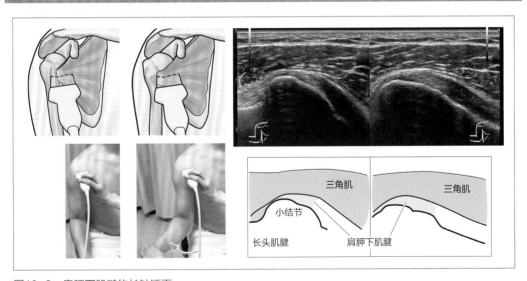

图10-6 肩胛下肌腱的长轴断面

【肢体位置】将手臂放在躯干旁并将肘部外旋，从前方显示肩胛下肌。

【扫查方法】

① 一边确认长头肌腱的短轴断面图像，一边外旋手臂以显示肩胛下肌。

② 以小结节的附着部为中心进行扫查。

③ 评价肌腱的变化及有无钙化。

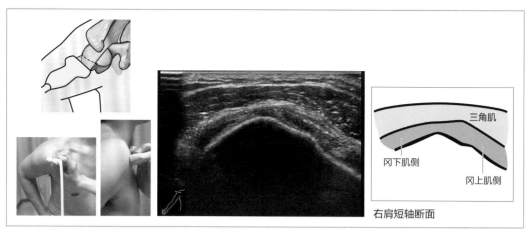

图10-7 冈上肌肌腱和冈下肌肌腱的短轴断面（肱骨头水平）

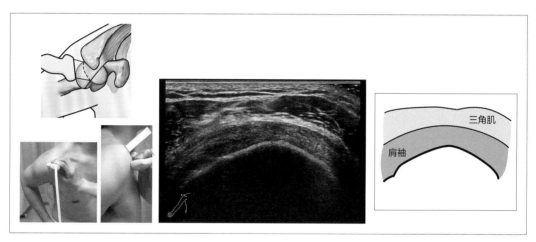

图10-8 冈上肌肌腱和冈下肌肌腱的短轴断面（肩袖水平）

【肢体位置】手放在腰部，把肘部向后拉，从而把肩袖向前拉出。请注意，如果肩袖在腋下的话则很难观察。在存在肩部疼痛的情况下，一边确认被检者的状况，一边调整牵引肘部的程度。

【扫查方法】

① 为了使大结节成为画面的中心，配合肩部的圆形，以肩部中心的骨形状为基准进行扫查。

② 圆骨的形状像三角形屋顶那样被显示出来，该面为肌腱附着点的facet水平（肱骨头水平）。

③ 从肱骨头水平的近端进行扫查，再次显示出覆盖骨的圆的肩袖（肩袖水平）。从肱骨头水平至肩袖水平进行扫查。

④ 评价肩袖有无断裂及严重程度，以及有无钙化等。

要点提示

- 肩袖不完全断裂时，对肩关节进行扫查可以显示出骨的不规则和骨赘，以及表面平坦化和凹陷图像，也有必要对断裂和钙化部位进行评价。

5 冈上肌肌腱与冈下肌肌腱的长轴断面（图10-9，10-10）

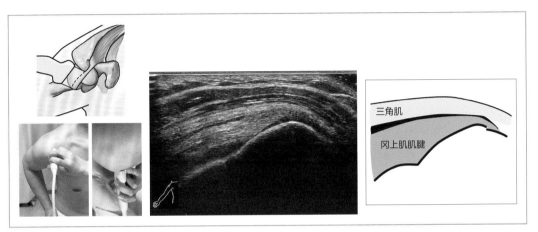

图10-9 冈上肌肌腱的长轴断面（冈上肌水平）

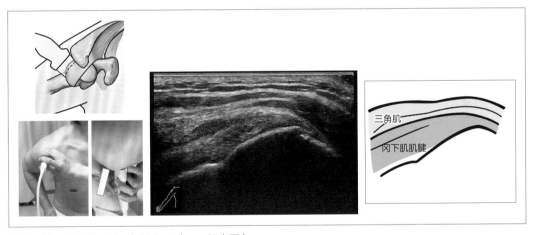

图10-10 冈下肌肌腱的长轴断面（冈下肌水平）

① 肢体位置与短轴断面相同，将探头旋转90°，仔细观察长头肌腱外侧的冈上肌肌腱（冈上肌水平）。

② 一边考虑肩部的圆形，一边向外侧扫查，观察冈下肌肌腱（冈下肌水平）。

③ 评价肩袖有无断裂及严重程度，以及有无钙化等。

肘关节

肘关节的超声检查主要用于评价剥脱性骨软骨炎（osteochondritis dissecans，OCD）。这部分将介绍OCD的筛查与记录方法。

检查肘关节时，最好将肘关节放置在采血台或血压测量台上。

小儿的骨处于生长过程中，呈现与成人不同的回声图像，故有必要了解骨的生长规律。后文所述的OCD病例图像是10～12岁患者的肘关节的回声图像。

要点提示

- 在成人，从肱骨小头到滑车的软骨下骨显示为平滑的线状高亮度回声，而覆盖其上的软骨显示为薄的无回声。但是在骨的生长过程中，软骨有时会较厚，软骨下骨也有不规则的部分，生长板软骨也会残留下来。
- 短轴断面显示滑车的骨表面不规则，长轴断面可观察到小头近端和桡骨头软骨的生长，注意有无病变或错位骨折。

1 从前方观察肘关节肱骨小头与滑车的短轴断面（图10-11）

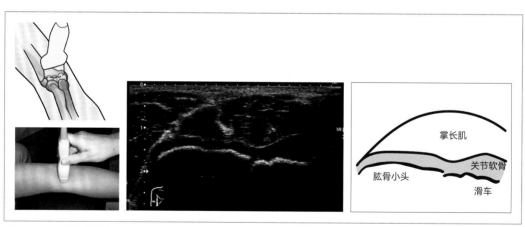

图10-11 肘关节前方的短轴断面

【肢体位置】手掌侧朝上，肘关节伸展。

【扫查方法】

① 清楚地显示肱骨小头和滑车的软骨下骨的高回声线。

② 一边考虑圆形的小头面，一边进行超声波声束的垂直扫查。

③ 评价有无肱骨小头的OCD。

2 从前方观察肱骨小头与桡骨头的长轴断面（图10-12）

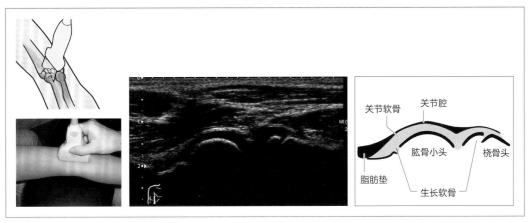

图10-12　肘关节前方的长轴断面

① 在伸展位的状态下将探头旋转90°，显示肱骨小头和桡骨头的长轴断面。

② 将探头从肱骨小头外侧向内侧扫查。

③ 评价有无肱骨小头的OCD并定性，评价桡骨及关节腔。

3 从后方观察肱骨小头与桡骨头的长轴断面（图10-13）

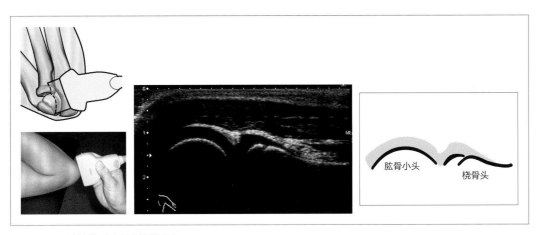

图10-13　肘关节后方的长轴断面

【肢体位置】肘关节处于最大屈曲位。

【扫查方法】

① 将探头笔直地放置在鹰嘴的外侧边缘。

② 肱骨小头软骨下面的骨平面要垂直于超声波声束，仅将探头向外侧倾斜。

③ 一边考虑肱骨小头的平面，一边从外侧到内侧改变角度进行扫查。

④ 评价肱骨小头有无OCD及其大小和程度，评价桡骨及关节囊。

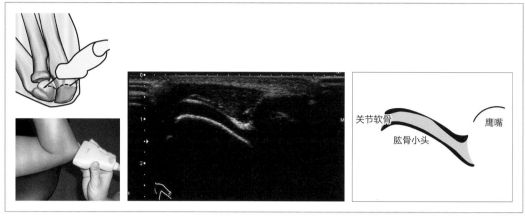

图10-14 肘关节后方的短轴断面

① 肘关节最大程度地屈曲，将探头旋转90°，形成短轴断面。

② 显示出肱骨小头特征性的曲线。

③ 对肱骨小头的圆润程度进行有意识的扫查。

④ OCD好发于外侧边缘，所以要注意观察，不要漏诊。

⑤ 评价肱骨小头有无OCD及其大小和严重程度，评价关节囊。

⑥ 理解肱骨小头和桡骨头的短轴断面的图像特征是很有必要的。

要点提示

- OCD是发生于软骨下骨和其内侧的骨松质的病变。观察软骨下骨及其后方的回声图像进行定性评价。

- 对OCD病变大小的测量是在后方的长轴和短轴断面图像上进行的，用长轴像测量长度，用短轴像测量横径和深度。如果用长轴像测量深度，则可能会导致测量值过大。

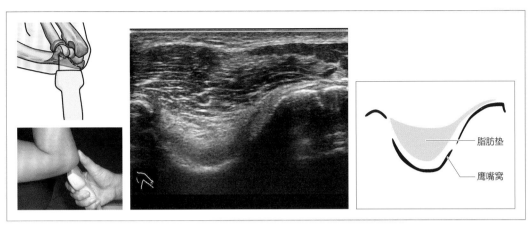

图10-15 肘关节后方鹰嘴窝的短轴断面

上文的技术已经显示骨片从关节面上剥脱，如果怀疑骨片在关节内活动的话，也要观察鹰嘴。

【肢体位置】将肘关节置于最大屈曲位。如果不习惯这个体位，也可以把肘关节横向放倒（图10-16）。

【扫查方法】

① 显示滑车的短轴断面图像，保持不变并向近端平行移动，显示鹰嘴。

② 评价鹰嘴窝的脂肪垫中是否存在骨片。

③ 注意观察关节有无骨片及声影。

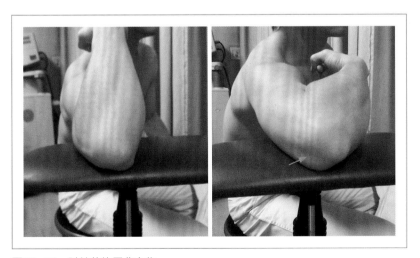

图10-16 肘关节的屈曲变化

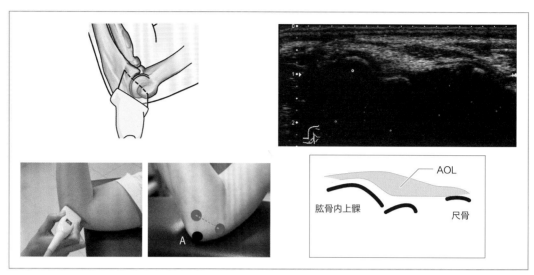

图10-17 内侧副韧带的前斜向韧带的长轴断面

【肢体位置】肘关节处于90°屈曲位。

【扫查方法】

① 将探头放置在内上髁的近端，以肘的尖端（A）为顶点描绘等腰三角形，探头放置在相当于底边的位置（图10-17中的虚线）。

② 显示内上髁与尺骨内侧骨表面的图像，显示出在其间拉紧的内侧副韧带的前斜向韧带（anterior oblique ligament，AOL）的线状高回声束。

③ 调整入射方向，使超声波声束垂直于韧带入射。

④ 评价软组织的附着部和韧带本身，观察有无剥离的骨片。

要点提示

- 在小儿，内上髁由软骨覆盖并有韧带和软骨附着。
- 当然，由于尺骨侧附着部的应力比外侧弱，因此该时期的病变容易发生在内上髁侧。随着生长发育，内上髁侧附着的韧带加强，尺骨侧变弱，在尺骨侧容易发生病变。

膝关节

　　膝关节相关的超声检查能简便、直接地观察到骨关节炎（osteoarthritis，OA）患者的股骨负重部软骨（以下简称负重部软骨）的厚度和病变程度，但是不能对胫骨的负重部进行评价。

　　膝内翻（O形腿）时，内侧的软骨出现病变；而在膝外翻（X形腿）时病变位于外侧，因此观察部位不同。

　　日本女性中骨关节炎患者比较常见，因为膝内翻者比较多，所以要多观察内侧。

　　在观察膝关节时，患者宜仰卧在床上。

1　膝关节负重部软骨的短轴断面（图10-18）

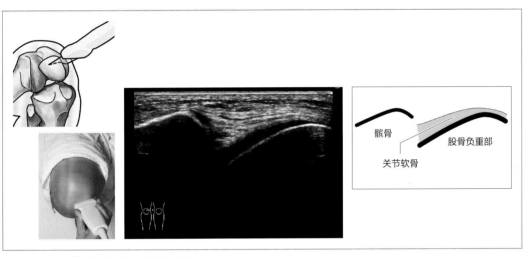

图10-18　膝关节负重部软骨的短轴断面

【肢体位置】膝关节处于最大屈曲位。根据患者膝关节疼痛的程度调整屈曲度。

【扫查方法】

①首先获取非负重部软骨的短轴断面。

②探头向内侧移动，进而向髌骨侧扫查以观察髌骨内侧的负重部软骨。

③边扫查边评价负重部软骨的厚度。

2　膝关节负重部软骨的长轴断面（图10-19）

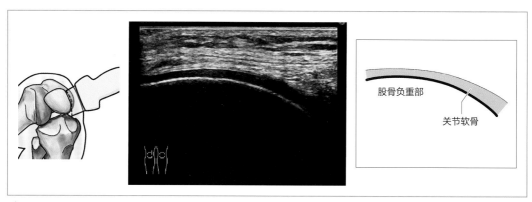

图10-19　膝关节负重部软骨的长轴断面

① 在与观察短轴断面相同的肢体位置上，将探头放在髌骨上并向内侧平行移动。

② 在髌骨内侧面边缘显示负荷部软骨像后，立刻把探头向内侧倾斜，显示出软骨表面的线状高回声。

③ 评价负重部软骨的表面、形状、厚度。

踝关节

本部分将介绍扭伤时距腓前韧带（anterior talofibular ligament，ATFL）的检查方法。检查时可以把被检者的脚放在椅子上，或者放在检查者的腿上。

距腓前韧带的长轴断面（图10-20，10-21）

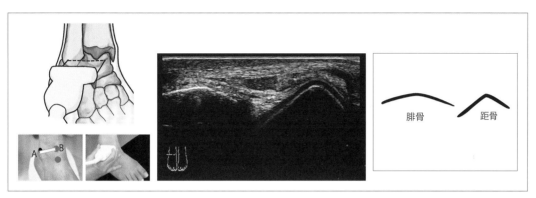

图10-20 腓骨与距骨的断面

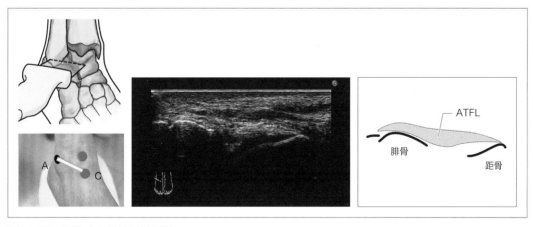

图10-21 距腓前韧带的长轴断面

【肢体位置】轻度屈曲踝关节以使距腓前韧带伸展。

【扫查方法】

① 首先使探头接触腓骨，确认腓骨的圆形骨表面像后，探查距骨外侧边缘的角，即三角的顶点部分，同时描绘腓骨头，显示距骨三角图像（A–B）。此时，距腓前韧带并没有显示出来。

② 以腓骨作为中轴慢慢旋转，寻找距骨三角顶点处平坦的距腓前韧带（A–C）。

③ 韧带的宽度约为5mm，所以注意不要过度旋转。

④ 评价软组织的厚度、回声强度、线状高回声束，以及有无骨折和骨的剥离。

⑤ 在怀疑韧带损伤的情况下，用多普勒或彩色多普勒法确认有无异常血流。此时，为了使韧带松弛，应使踝关节的屈曲度减小。

要点提示

- 观察韧带时首先要显示2块有标志性特征的骨，然后按照基本手法从高回声中寻找线状高回声束。
- 评价韧带和肌腱时，调整肢体位置以使韧带和肌腱紧张。此时由于炎症和修复的异常，血管被破坏，所以在评价血流时，则应采取使韧带和肌腱松弛的肢体位置。

运动系统的异常图像

肩袖内钙盐沉积

肩袖内钙盐沉积的状态，是肌腱炎的一个原因。

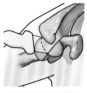

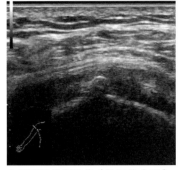
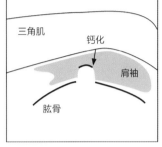

右侧肩袖的短轴像（肱骨头水平）

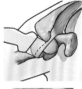

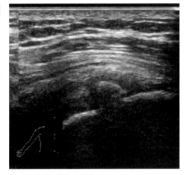
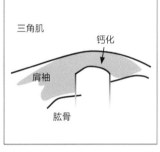

右侧肩袖的长轴像

这些图像中的回声所见

① 肩袖内的声影伴高回声像。

② 位置位于冈上肌肌腱与冈下肌肌腱中间。

这些图像以外的特征性回声所见

① 当肩袖的炎症严重时，可看到肩袖肿胀。

② 也可以看到肩袖内血流信号的特征。

本例的回声所见总结

右肩的冈上肌肌腱与冈下肌肌腱之间可见声影伴高回声，强烈提示为肩袖内的钙化。测量钙化的直径约为4mm。

本例患者的左肩在大致相同的位置也可见直径约11mm的钙化。

检查四肢时一定要注意左右对比观察。

要点提示　关于钙化性状的评价

除本例所示的呈块状强回声的声影之外，钙化也可呈现为细颗粒状或仅显示为淡的高回声。

对细颗粒状钙化或仅显示为淡的高回声钙化进行超声引导下穿刺吸引，可采集到乳白色液体状的钙化。

肩袖断裂

肩袖断裂的状态，是肩部疼痛的一个原因。

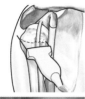
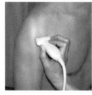
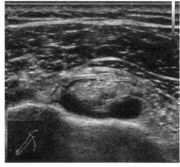
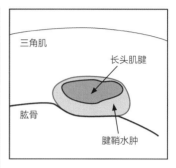

右肩肱二头肌长头肌腱的短轴像

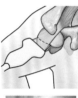

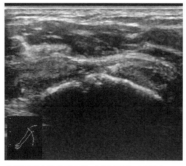
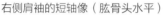
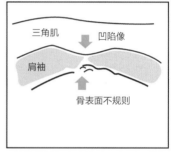

右侧肩袖的短轴像（肱骨头水平）

这些图像中的回声所见

① 肱二头肌长头肌腱水肿。
② 肱骨头部分骨表面不规则。
③ 肩袖表面凹陷。
④ 肩袖内呈不均匀低回声。

这些图像以外的特征性回声所见

① 滑膜腔肿胀。
② 肩袖内的血流信号特征。

本例的回声所见总结

右肩冈上肌肌腱与冈下肌肌腱之间的肩袖表面凹陷，骨表面不规则，肩袖内呈不均匀低回声，强烈提示肩袖附着处的不全断裂。

本例也合并肱二头肌长头肌腱的水肿。

要点提示　肩袖断裂的评价方法

肩袖断裂的评价：判断断裂的部位为冈上肌肌腱还是冈下肌肌腱，并判断是完全断裂还是不完全断裂。

合并长头肌腱腱鞘及滑膜腔肿胀时，肩袖断裂的可能性很高，所以尤其需要注意观察。

肱骨小头剥脱性骨软骨炎

肱骨小头剥脱性骨软骨炎是肱骨小头坏死而引起的疾病，好发于9~11岁。

处于进展期的患者，其手术治愈的可能性高，所以早期发现很重要。

但是因为早期没有症状，所以需要检查才能明确。

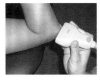
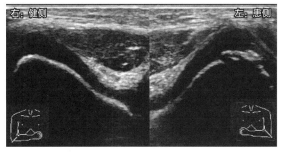
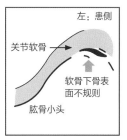

左右鹰嘴（后方短轴像）

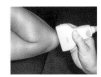
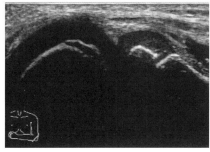

左侧肘关节（后方长轴像）

这些图像中的回声所见

① 左侧肘关节肱骨小头外侧边缘部的软骨下骨不规则。

② 骨松质内也有线状高回声，呈双线征。

这些图像以外的特征性回声所见

病程不同，病变的位置和性状也不同。

① 伴随病情的进展，病变向内侧扩展。

② 在进展的状态下，软骨下骨表面的线状高回声变得不清楚，失去连续性，骨松质内的线状高回声反而更清楚。

③ 随着病情的发展，病变被切断成为游离骨片。

本例的回声所见总结

左侧肘关节肱骨小头的软骨下骨表面不规则，可见双线征，提示肱骨小头的剥脱性骨软骨炎。由于位置局限在外侧边缘部，所以从病变的性状来看，被认为是早期的剥脱性骨软骨炎。

在治疗方面选择保守治疗。

膝骨关节炎

膝骨关节炎属于膝关节的关节软骨磨损性疾病，是引起膝关节疼痛的原因之一。

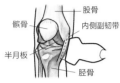

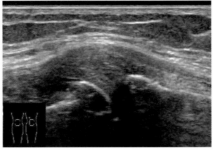
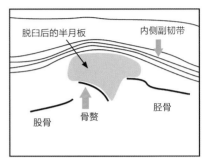

右膝内侧半月板长轴像（内侧副韧带水平，仰卧位，膝关节屈曲30°）

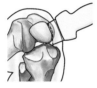
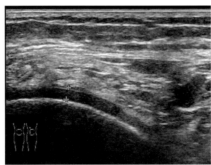
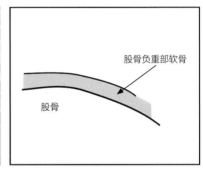

右膝股骨负重部软骨的长轴像（膝关节处于最大屈曲位）

<table>
<tr><td>

这些图像中的回声所见

① 内侧骨赘刺形成。

② 半月板突出。

③ 内侧副韧带偏移。

④ 股骨负重部软骨边界不清楚。

⑤ 股骨负重部软骨厚度正常。

</td><td>

这些图像以外的特征性回声所见

① 关节积液。

② 负重部软骨表面不完整。

③ 厚度不均与菲薄化。

④ 软骨实质高回声。

⑤ 在主诉疼痛的部位下方可显示血流信号。

</td></tr>
</table>

本例的回声所见总结

股骨内侧骨赘形成，半月板呈突出状态，股骨负重部软骨的厚度仍保持正常，没有出现形态上的变化，可疑为膝关节炎。

要点提示　关于膝关节炎的负重部软骨厚度

早期膝关节炎时，虽然有半月板的突出和骨赘，但负重部软骨的厚度和性状不存在异常的情况也很多。

在手术治疗膝关节炎时发现，在非负重部分出现软骨菲薄化的情况也很多。

距腓前韧带损伤

距腓前韧带损伤是指距腓前韧带被过度拉伸或断裂的状态，由踝关节的回旋扭伤引起。

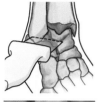
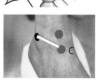
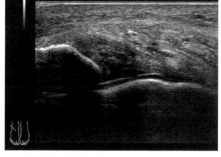

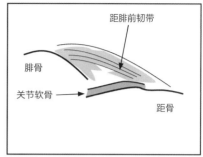

距腓前韧带的长轴像

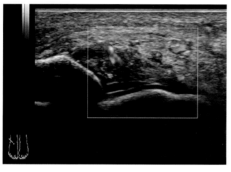

距腓前韧带的长轴像（能量多普勒法）

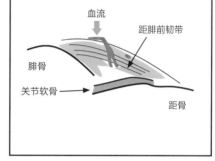

这些图像中的回声所见

① 距腓前韧带肿胀。

② 线状高回声束不明确。

③ 低回声。

④ 可以观察到血流信号。

这些图像以外的特征性回声所见

① 韧带被拉伸或断裂。

也有可能会对拉伸的韧带施加压力来进行确认。

② 剥离的骨片。

③ 关节内的无回声区。

受伤后出血导致的关节内无回声和皮下水肿。

④ 皮下水肿：像结石一样的强回声特征。

本例的回声所见总结

距腓前韧带肿胀，实质内呈低回声，并伴有不清晰的线状回声。

实质内可及血流信号，可疑为韧带损伤。

没有发现关节内的无回声区或皮下水肿。

要点提示　评价距腓前韧带的要点

在观察时，显示韧带的附着部并进行评价是很有必要的。

由于受伤后疼痛剧烈，踝关节肿胀也很明显，因此很多情况下难以判断韧带的状态和有无断裂。

对于儿童患者，有无撕脱性骨折是很重要的观察内容，因此有必要仔细观察。

附录：彩色解剖图

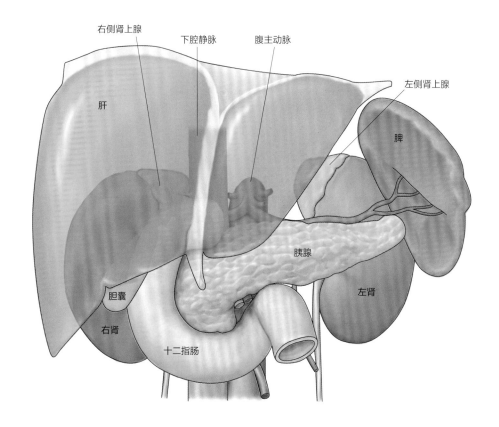

右侧肾上腺　下腔静脉　腹主动脉

左侧肾上腺

肝

脾

胰腺

胆囊

左肾

右肾

十二指肠

腹部脏器（肝、胆、胰腺、脾）

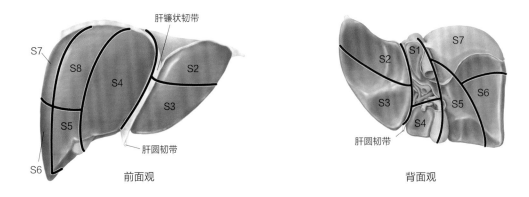

肝镰状韧带

S7
S8
S4
S2
S3
S5
S6

肝圆韧带

前面观

S2　S1　S7
S3　S5　S6
S4

肝圆韧带

背面观

Couinaud肝段划分

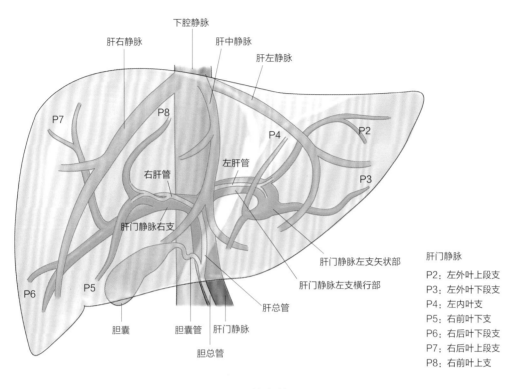

下腔静脉

肝右静脉　　　肝中静脉

肝左静脉

P7　　　　P8　　　　　　　　　P4　　P2

右肝管　　　　左肝管　　　　P3

肝门静脉右支

P6　　P5　　　　　　　　　肝门静脉左支矢状部

胆囊　　胆囊管　肝门静脉　　　肝门静脉左支横行部

胆总管　　　　肝总管

肝门静脉
P2：左外叶上段支
P3：左外叶下段支
P4：左内叶支
P5：右前叶下支
P6：右后叶下段支
P7：右后叶上段支
P8：右前叶上支

肝的血管

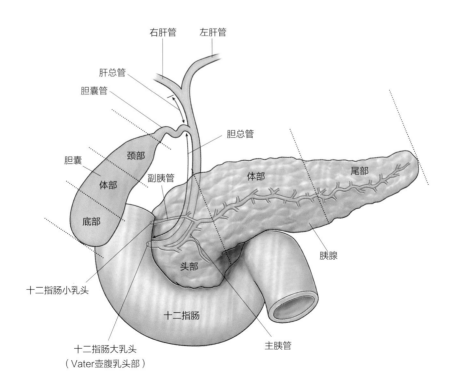

右肝管　　左肝管

肝总管

胆囊管

颈部　　　　胆总管

胆囊　　　　　　　副胰管　　　体部　　尾部

体部

底部　　　　　　　　　　　　　　　　胰腺

头部

十二指肠小乳头

十二指肠　　　　　　主胰管

十二指肠大乳头
（Vater壶腹乳头部）

胆囊与胰腺

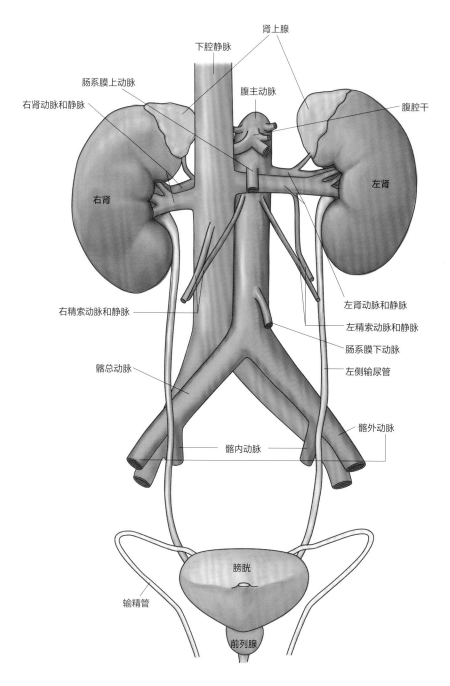

下腔静脉　　　　　　　　肾上腺

肠系膜上动脉

右肾动脉和静脉　　　　　腹主动脉

　　　　　　　　　　　　　　　　　　腹腔干

左肾

右肾

右精索动脉和静脉　　　　左肾动脉和静脉

　　　　　　　　　　　　左精索动脉和静脉

　　　　　　　　　　　　肠系膜下动脉

髂总动脉　　　　　　　　左侧输尿管

　　　　　　　　　　　　髂外动脉

髂内动脉

膀胱

输精管

前列腺

泌尿系统和腹部大血管

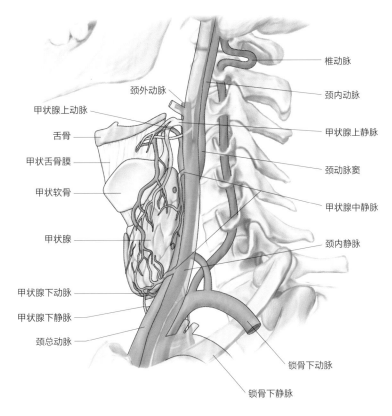

椎动脉
颈外动脉
颈内动脉
甲状腺上动脉
甲状腺上静脉
舌骨
甲状舌骨膜
颈动脉窦
甲状软骨
甲状腺中静脉
甲状腺
颈内静脉
甲状腺下动脉
甲状腺下静脉
颈总动脉
锁骨下动脉
锁骨下静脉

颈部

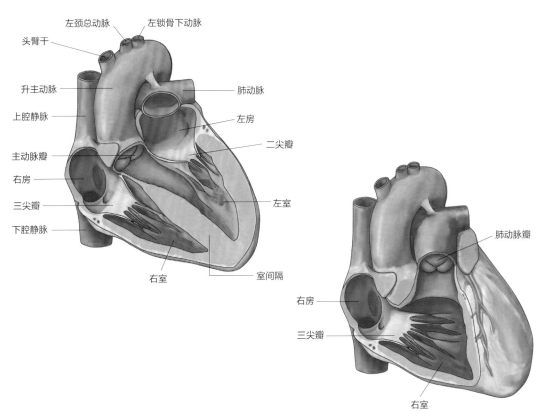

左颈总动脉　左锁骨下动脉
头臂干
升主动脉　肺动脉
上腔静脉　左房
主动脉瓣　二尖瓣
右房
三尖瓣　左室
下腔静脉
右室　室间隔

肺动脉瓣
右房
三尖瓣
右室

心脏

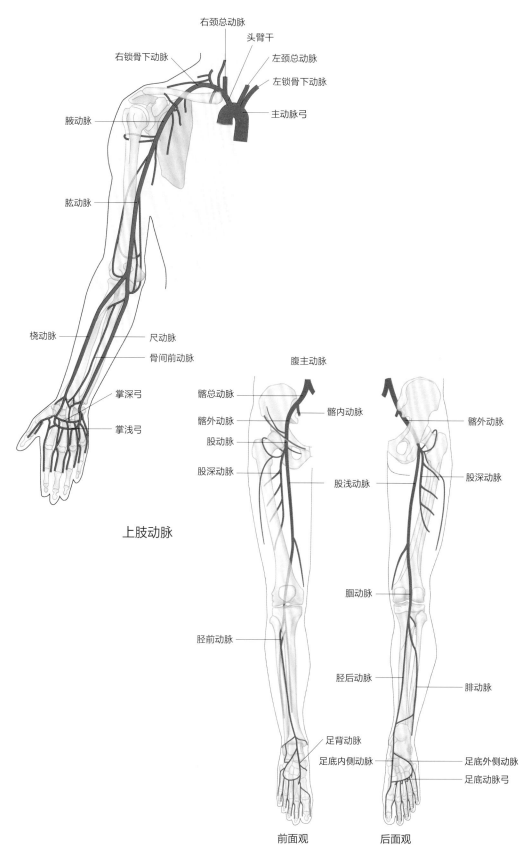

右颈总动脉

头臂干

右锁骨下动脉

左颈总动脉

左锁骨下动脉

腋动脉

主动脉弓

肱动脉

桡动脉

尺动脉

骨间前动脉

掌深弓

掌浅弓

上肢动脉

腹主动脉

髂总动脉

髂内动脉

髂外动脉

髂外动脉

股动脉

股深动脉

股浅动脉

股深动脉

腘动脉

胫前动脉

胫后动脉

腓动脉

足背动脉

足底内侧动脉

足底外侧动脉

足底动脉弓

前面观

后面观

下肢动脉

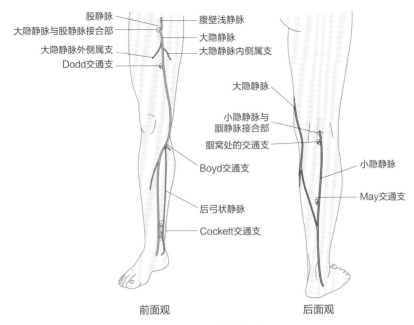

股静脉
腹壁浅静脉
大隐静脉与股静脉接合部
大隐静脉
大隐静脉外侧属支
大隐静脉内侧属支
Dodd交通支

大隐静脉

小隐静脉与
腘静脉接合部
腘窝处的交通支
Boyd交通支
小隐静脉
后弓状静脉
May交通支
Cockett交通支

前面观　　　　后面观

下肢浅静脉

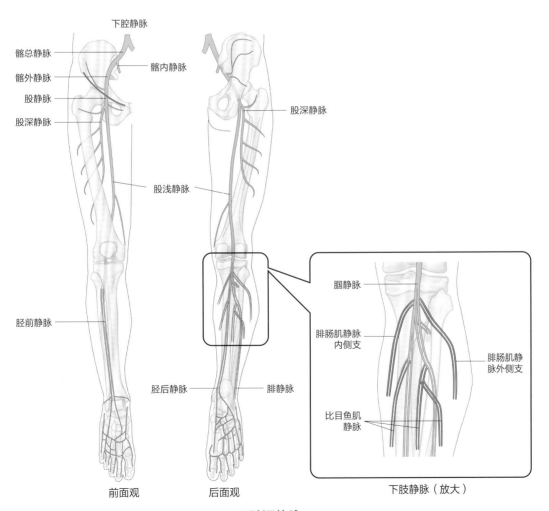

下腔静脉
髂总静脉
髂内静脉
髂外静脉
股静脉
股深静脉
股深静脉
股浅静脉
腘静脉
腓肠肌静脉
内侧支
胫前静脉
腓肠肌静
脉外侧支
胫后静脉　　　腓静脉
比目鱼肌
静脉

前面观　　　后面观　　　下肢静脉（放大）

下肢深静脉

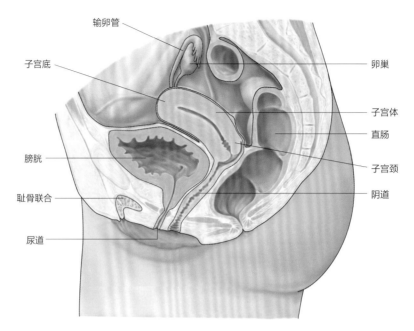

子宫底　输卵管　卵巢　子宫体　直肠　子宫颈　阴道　膀胱　耻骨联合　尿道

子宫与卵巢

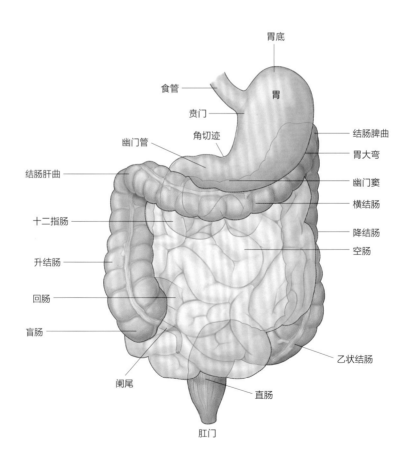

胃底　食管　贲门　角切迹　胃　结肠脾曲　胃大弯　幽门窦　横结肠　降结肠　空肠　乙状结肠　直肠　肛门　阑尾　盲肠　回肠　升结肠　十二指肠　结肠肝曲　幽门管

消化道

索　引

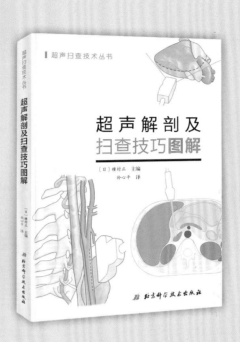

超声扫描技术丛书

超声解剖及
扫查技巧图解

〔日〕楼村正 主编

孙心平 译

北京科学技术出版社

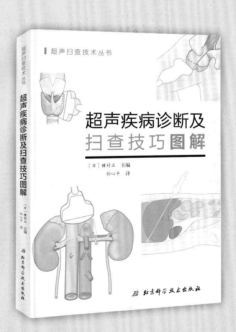

超声扫描技术丛书

超声疾病诊断及
扫查技巧图解

〔日〕楼村正 主编

孙心平 译

北京科学技术出版社